JN126245

がん疼痛治療 25 の秘訣

大坂 巌

社会医療法人石川記念会HITO病院
緩和ケア内科部長

中外医学社

はじめに

がん疼痛治療の領域は，質の高い臨床研究が増え，国内外のガイドラインも揃い，多くの良書も出版されています．筆者が，がん疼痛治療を学び始めた 20 年前とは比べものにならないほど，情報が豊富になりました．新規の薬剤が増え，臨床研究の場も広がっており，以前よりもがん疼痛治療は魅力的な分野になっています．

筆者は，講演会などを通して疼痛治療の普及啓発に携わって参りましたが，必ず 3 つのことを心がけていました．1 つめは，同じような内容でも，必ず新たな論文を 1 つは取り入れてきました．2 つめは，単なる Tips を伝えるだけではなく，緩和ケアやがん疼痛治療の根底に流れている大切なテーマを浮き上がらせることでした．そして，3 つめは，そのテーマにフィットする画像を提示することでした．本書の 25 章すべてに挿絵があるのは，そのためです．

緩和医療に携わるようになってから 20 年経ちました．これまでに学んできたこと，気づいたことを中心に臨床現場で役立ちそうなトリビアをまとめてみました．森田達也先生の『緩和治療薬の考え方，使い方』（中外医学社）が哲学であるとすると，本書はエッセイ集のようなものです．がん疼痛治療の周辺知識の整理として，気楽に読み流していただければ幸いです．

今日まで，私を緩和医療医として育ててくださった多くの患者さんとそのご家族に感謝いたします．また，一緒に仕事をしていただいた静岡県立静岡がんセンターならびに HITO 病院の同僚の皆さん，この世界への扉を開けてくださった静岡県立静岡がんセンター緩和医療科参与の安達勇先生，そして，自著を執筆するというこの上ない機会を与えて下さり，出版まで見守って下さった中外医学社の元企画部の五月女謙一さん，企画部の鈴木真美子さん，編集部の中畑謙さんにも厚く御礼申し上げます．

2022 年 5 月

大坂　巌

「治療方法」

に関すること

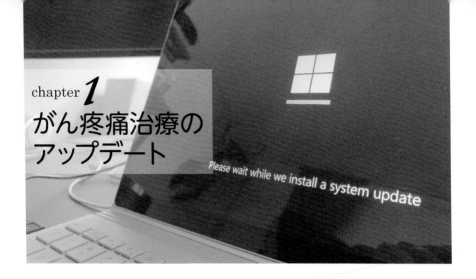

chapter **1**
がん疼痛治療の
アップデート

Please wait while we install a system update

ポイント

- ● 緩和ケアやがん疼痛治療はアップデートしている
- ● オピオイド鎮痛薬の種類や臨床研究は増加している
- ● より良い臨床のためにアップデートをし続ける

▌アップデート

　私たちはアップデートに支えられています．衣食住はもとより，電化製品，自動車，ICT など多くの科学技術の進歩により，以前では考えられなかったような生活様式を享受することができます．最も身近なアップデートは，パソコンやモバイル端末などでしょう．オペレーテイングシステム（OS），ソフトやアプリケーションは常にアップデートやアップグレードを繰り返しています．世の中のあらゆる商品もアップデートされていて，例えば自動車などもメジャーチェンジやマイナーチェンジがほぼ定期的に行われてきました．

　アップデートにより従来の問題点が解決され，私たちは生活や仕事の中で新たな技術や情報の恩恵を受けることができます．ここでは，がん治療，緩和ケアの変遷を俯瞰しつつ，がん疼痛治療のアップデートを振り返ってみようと思います．

JCOPY 498-05734

表 1-1 緩和ケアに関連するアップデート

Ver.	年	象徴的内容	提供場所	関連する学術団体	専門資格
1.0	～1990	淀川キリスト教病院 Organized Care of Dying Patient 聖隷ホスピス がんの痛みからの解放	病棟	日本癌学会 日本麻酔科学会 日本癌治療学会 日本ペインクリニック学会 日本死の臨床研究会 日本サイコオンコロジー学会 日本がん看護学会	麻酔科専門医 放射線科専門医 ペインクリニック認定医
2.0	1990～	緩和ケア病棟入院料 がんの痛みからの解放 2	病棟	全国ホスピス・緩和ケア連絡協議会 日本緩和医療学会	がん看護専門看護師 がん性疼痛看護認定看護師 緩和ケア認定看護師 がん化学療法看護認定看護師
3.0	2002～	緩和ケア診療加算 早期からの緩和ケア がん対策推進基本計画 緩和ケア研修会	病棟 チーム 在宅	日本臨床腫瘍学会 日本緩和医療薬学会 日本ホスピス緩和ケア協会	IVR 専門医 ペインクリニック専門医 がん薬物療法専門医 放射線治療専門医 登録精神腫瘍医
4.0	2010～	Temel 論文 がん治療との統合 苦痛のスクリーニング Advance care planning	病棟 チーム 在宅 外来	日本プライマリ・ケア連合学会 日本臨床腫瘍薬学会 日本がんサポーティブケア学会 日本エンドオブライフケア学会	緩和医療専門医 緩和薬物療法認定薬剤師 がん専門薬剤師
5.0	2017～	非がん患者への緩和ケア 人生会議	どこでも	日本在宅医療連合学会	臨床宗教師 公認心理師

1
がん疼痛治療のアップデート

がん治療と緩和ケアのアップデート

　がん治療においては，分子標的薬や免疫チェックポイント阻害剤などの新規の治療方法が登場したおかげで，画期的な治療が展開されています．ゲノム医療*1 は，がん治療の OS そのものを変えたと言っても過言ではないでしょう．また，がん治療に伴う副作用を軽減させ，より質の高い治療を支えていくためのサポーティブケア*2 が体系づけられてきた点も見逃してはなりません．

　一方，緩和ケアもこの 30 年ぐらいの間で変化してきています．日本の緩和ケアにまつわるアップデートを **表 1-1** に示しましたが，1990 年，2002 年，2010 年が分水嶺になります．1973 年に淀川キリスト教病院の柏木哲夫先生が

---

*1 がんの遺伝子変化に応じて行う治療です．

*2 サポーティブケア（supportive care）は，もともとがん治療に伴う副作用を緩和するための治療ですが，がんに関連した症状なども含めてQOLを改善・維持する治療と幅広くとらえる考え方もあります．

死にゆく患者への組織的ケア（Organized Care of Dying Patient）を立ち上げられ，活動を開始されたことが原点です．1990年には緩和ケア病棟入院料が，2002年には一般病棟で緩和ケアを提供することに対して緩和ケア診療加算が認められました．

さらに，2010年にTemelらは，緩和ケアをがん治療と組み合わせることのメリットを明確に示しました[1]．論文が発表された当初は，がん治療と並行して緩和ケアを受けると，延命につながるというセンセーショナルな結果でした．しかし，その後の無作為化比較試験では検証しきれず，現段階ではQOLの向上をもたらすことが明らかにされています．

最も大きな変化は，緩和ケアが提供される場です．もともとは，病棟中心に提供されていた緩和ケアでしたが，一般病棟，在宅にまで広がり，さらに最近は外来の重要性が認識されています．

■ がん疼痛治療ガイドラインのアップデート

それでは，がん疼痛治療のアップデートとはどのようなものなのでしょうか．私が緩和ケアに従事し始めたのは20年前ですが，がん疼痛治療の原点は**WHO方式がん疼痛治療法**でした．

「経口で」「時間通りに」「痛みの強さに応じて」「患者ごとに」「その上で細かい配慮を」という5原則を基本とし，3段階の鎮痛ラダー（軽度の痛み，中等度までの痛み，中等度から強度の痛み）を手がかりに，非オピオイド鎮痛薬や鎮痛補助薬，弱オピオイド鎮痛薬，強オピオイド鎮痛薬を調整するというものです．

これはつい最近までゴールドスタンダードでしたが，専門家の合意により提案されたものであって，科学的に検証されたわけではありませんでした．2018年，WHOは初めてエビデンスに基づいたガイドラインを作成しました[2]．すなわち，臨床疑問に対するシステマティックレビュー，メタアナリシスやネットワーク・メタアナリシス[*3]を実施し，世界標準の診療ガイドライン作成手法GRADEシステムを用いています．

[*3] AとBという薬剤の効果を直接比較した研究がなくても，AとC，BとCの比較研究がある場合，間接的にAとBを比較する解析方法のことです．

JCOPY 498-05734

日本のガイドラインも大きく進化しています．日本緩和医療学会は，2000年にがん疼痛治療ガイドラインを作成しました．文献検索から得られた知見をもとに，臨床疑問への推奨が記載されていました．2010年には統一した検索式のもとで文献が検索され，各臨床疑問に対する推奨が述べられていました．さらに，2020年には，システマティックレビューにより該当する文献を丁寧に吟味し，推奨文が作成されました．これは，他分野の診療ガイドラインと比較しても遜色ないガイドラインになっています．このような統計学的手法を用いることが可能なほどの臨床試験が増加していることは事実ですし，一流の医学誌やがん治療専門誌にもがん疼痛治療に関する論文が掲載される時代になってきています．

▊ 研究方法のアップデート

鎮痛薬の効果を調べる臨床研究では，以前は対象患者さん全員の痛みの平均値を比べる研究がほとんどでした．しかし，他の医学分野と同じように，質の高い研究デザインやより確実な評価方法などが求められてきています．最近では，患者さんの主観的な評価（patient-reported outcome: PRO）が重要視され，平均の差だけでなく臨床的に意義のある差（minimal clinically important difference: MCID）を明確にする研究も増えてきました．すなわち，他の医療分野の研究と同じように，鎮痛薬の効果判定をより厳密に行う流れになってきています．

▊ オピオイド鎮痛薬のアップデート

図1-1 は，日本で使用可能な強オピオイド鎮痛薬の数をグラフにしたものです．強オピオイドは6種類になり，剤形にも工夫が加えられてきています．1990年代後半から2000年を軸に数が急に増えていることがおわかりいただけると思います．あくまでも仮説ですが，1996年にWHOから「Cancer Pain Relief 2nd edition（がんの痛みからの解放 第2版）」が発刊されたことや，「緩和ケアの定義」が提唱されたことなどが影響しているとも考えられます．

ここで，オピオイド鎮痛薬の中で大きな変化をもたらした薬剤を紹介します．まず，モルヒネ徐放錠であるMSコンチン®錠（1990年）です．1日2回内服するだけで鎮痛効果を維持できるため，患者さんの内服の手間を減らすと

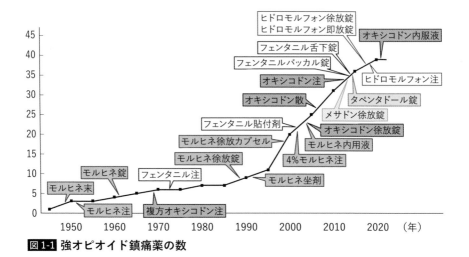

図1-1 強オピオイド鎮痛薬の数

いうメリットがありました．また，2002年に発売されたフェンタニル貼付剤
のデュロテップ®パッチも治療方法を大きく変えました．比較的便秘が少ない
フェンタニルというオピオイド鎮痛薬を貼るだけで良いというのは，多くの患
者さんに喜ばれたと思います．さらに，2013年に発売されたメサペイン®錠
（メサドン）や2014年に発売されたタペンタ®錠（タペンタドール）は，μオ
ピオイド受容体作動作用に加えて，NMDA受容体拮抗作用やノルアドレナリ
ン再取り込み阻害作用なども有しています．このため，神経障害性疼痛への効
果などが期待されています．これらの薬剤については，**ch.13 オピオイド鎮痛
薬の存在理由** ▶ p.70 でもう一度考えてみたいと思います．

▌アップデートの落とし穴

　オピオイド鎮痛薬の種類が増えたことで，個々の患者さんに合わせた治療が
できるようになったのは有難いことです．しかし，処方する立場からすると，
どの薬剤から始めたら良いのか迷うこともあります．また，薬剤部の麻薬金庫
が一杯になってしまったという声もよく聞かれるようになりました．
　実は，がん疼痛治療においては，現行のOSを書き換えるほどのアップデー
トは未だに見当たりません．その証拠は，WHOも含めた海外のガイドライン
のスコーピングレビュー*4を読むとよくわかります[3)]．このレビューでは，

JCOPY 498-05734

"do（行う）"として，① スクリーニング，② 痛みの要素を評価する，③ 個々の患者に合わせた治療計画，④ 治療の効果を定期的に評価する，とされていますが，特に目新しいものではありません．さらに，非ステロイド鎮痛薬（NSAIDs）や鎮痛補助薬として用いられる抗てんかん薬，抗うつ薬，コルチコステロイドなどの効果は不明とされていますし，ケタミンやリドカインは日常的に投与しないことが推奨されています．すなわち，神経障害性疼痛などの難しい痛みに対しては手がかりがわからなくなってしまいました．

　がん疼痛治療においては，エビデンスに基づいたアップデートが必ずしも実臨床の改善につながるわけではないことを認識しておく必要があります．そこで，私たちには，エビデンスを理解した上で，ガイドラインを unlearn する（学びほぐす）作業が求められるのではないでしょうか（**ch.3 "unlearn" の重要性** ▸ p.14 参照）．今後はさらに，がん治療により生存率の向上が期待されることから，がんサバイバーは増加することが考えられます．この事実は歓迎すべきことなのですが，オピオイド鎮痛薬を長期間にわたって服用する患者さんが増え，そのために乱用・誤用・依存などのリスクが高まる可能性もあります．この点については，**ch.4 アクセルを踏みつつブレーキを踏む** ▸ p.21 で解説します．

◆参考文献
1) Temel JS, Greer JA, Muzikansky A, et al. Early palliative care for patients with metastatic non-small-cell lung cancer. N Engl J Med. 2010; 363: 733-42.
2) WHO guidelines for the pharmacological and radiotherapeutic management of cancer pain in adults and adolescents. https://www.who.int/publications/i/item/9789241550390（2022 年 5 月 9 日アクセス）
3) Chapman EJ, Edwards Z, Boland JW, et al. Practice review: evidence-based and effective management of pain in patients with advanced cancer. Palliat Med. 2020; 34: 444-53.

---

*4 システマティックレビューは臨床疑問に対するレビューであるのに対して，スコーピングレビューは研究文献の総数や内容を大まかに把握するためのレビューです．

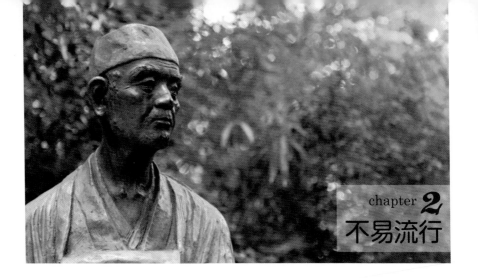

chapter **2**
不易流行

- がん疼痛治療には，変わってはならないもの（不易）と変わるべきもの（流行）がある
- 個々の患者さんに合わせた治療や信頼関係は不易である
- 新たな薬剤，臨床研究は流行である

不易流行とは，松尾芭蕉の言葉を弟子の向井去来がまとめた「去来抄」に書かれています．広辞苑によると，「（芭蕉の俳諧用語）**不易**は詩の基本である永続性．**流行**はその時々の新風の体．共に風雅の域から出るものであるから，根本においては一つであるという」であり，変わらぬものも変化してゆくものも，同じように大切であるという意味です．拡大解釈すると，基本的なことはしっかりと守りつつ，新たなものも取り込んでいくということになります．

■緩和ケアという言葉

不易流行は，緩和ケアにも当てはまります．以前は，ホスピスあるいはホスピスケアという用語が中心でしたが，1980年代にカナダの Balfour Mount 医師が**緩和ケア（palliative care）**という言葉を初めて用いました．その後，WHO が 2002 年に定義していますが，対象となる疾患や提供される場が広がっています．

▌緩和ケアの不易とは？

少し遡りますが，英国の National Council for Hospice and Specialist Palliative Care Services による刊行物の中に **palliative care approach** という考え方が紹介されています[1]．これは，医療に携わる者の心構えのようなもので，緩和ケアの基本原理として5つのことから構成されています．① 良好な症状コントロールを含め，QOL に焦点を当てる，② その人の過去の人生経験と現在の状況を考慮した全人的アプローチ，③ 死にゆく人と，その人を大切に思う人々を包合するケア，④ 患者の自律性と選択を尊重すること，⑤ 患者，介護者，同僚の専門職に対する率直かつ思いやりのあるコミュニケーションの重視です．すでに四半世紀が経過していますが，少しも色褪せてはいません．これらは，時代や場所に関係なく，変わってはならないもの，すなわち**不易**ではないでしょうか〔コミュニケーションに関しては拙著『がん診療における対話力をみがく』（中外医学社）もご参照ください〕．

▌緩和ケアの流行とは？

緩和ケアの**流行**とはなんでしょうか？　私は，広まり，深まり，高まりであると思います．まずは，広まりです．がん治療の著しい進歩により，がんとともに生きる人も時間も増えていると考えられます．そうすると，がんそのものや治療による様々な苦痛に苛まれる人も時間も増えることが予想されますので，緩和ケアが提供される場や緩和ケアを提供すべき人も増えていかなければなりません．今よりももっと，緩和ケアが身近で当たり前なものになれば良いと思います．

深まりは，人間理解への深まりです．症状緩和にとどまらず，スピリチュアルペインなどの難しい苦痛・苦悩への向き合い方なども少しずつ変わってきています．また，advance care planning の根源には，目の前の患者さんへの深い理解が求められるはずです．患者さんの価値観，信念，願い，希望はもちろんですが，私たちの感情や態度などにも焦点が当てられてくることでしょう．

高まりは，学問としての高まりです．この20年間で国内の大学には緩和ケア関連の講座が多数開設され，教授の数も増えてきました．学生のうちから緩和ケアに関する教育を受けることは，大切なことであると思います．さらに，

研究を推進するグループも増え，日常の診療やケアをさらに深めた臨床研究も増えてきています．このことは，英文論文の増加につながり，他分野の医療従事者にとって，緩和ケアに対する関心を高めることにもつながっています．

■ がん疼痛治療の不易

　がん疼痛治療における不易とはなんでしょうか？　時代や場所や人が違っても重要なことは，痛みの原因の同定，適切な評価，丁寧な服薬指導，患者さんの不安や心配ごとへの対処，そして何より患者さんとの信頼関係ではないでしょうか．WHO が提唱している **for the individual（個々の患者ごとに）** も，忘れてはならないことです．付け加えるとすれば，痛みの正しい説明も含まれると思います．痛みの原因が何なのかを知ることにより，患者さんの不安は軽減できるはずです．その際の，私たちの言葉や態度も大きな影響を与えます[2]．この点については，**ch.25 言葉** ▶ p.145 で考えてみましょう．

■ がん疼痛治療薬の流行

　それでは，がん疼痛治療における **流行** とはなんでしょうか．最もわかりやすいのは，新たな鎮痛薬が登場した際，その薬剤が広まっていくことです．これまでにも，数々の薬剤が登場し，そのたびに地域や施設ごとに薬剤が試されてきました．製薬会社の宣伝や権威のある医師による講演などで，広まっていくことが多かったかも知れません．

　しかし，多くの医療機関では，新たな薬剤を採用することは容易なことではないはずです．特に麻薬の場合には，保管するための金庫の収容能力が限られていますので，既存の薬剤を減らして新規採用をするしか方法はないでしょう．また，薬剤は実際に使ってみなければわからないことが多いです．製薬会社による説明会・講演会などで絶賛され，学会でもエビデンスが高いと報告されていたとしても，実際の使い勝手や味などは患者さんにしかわからないことです．処方をする私たちがなすべきことは，常に新しい情報に目を向け，必要な患者さんに薬剤を届けられるようにすることでしょう．

　日本緩和医療学会が編集している **がん疼痛の薬物療法に関するガイドライン** があります．前版（2014 年）から 6 年ぶりに 2020 年版として改訂されました．ところが，新たなオピオイド鎮痛薬はヒドロモルフォン 1 種類だけでし

JCOPY 498-05734

た．海外では利用可能な薬剤はまだありますし，今後も新規治療薬が開発され
ていくものと思われます．これまでの薬剤にはない新たな作用や剤形であれ
ば，患者さんにとってはより大きな恩恵が得られることになります．いずれは，
1回内服すれば痛みがピタッと止まって，副作用がほとんどない夢のような薬
が登場してくれれば良いのですが，当分は先のことでしょう．

■ がん疼痛治療に関する研究の流行

図2-1 は，がん疼痛におけるオピオイド鎮痛薬に関する論文数の推移です．
医学論文検索サイト PubMed で調べてみたところ，1990年の論文数は100件
でしたが2019年には547件と増えていました．さらに，最も多くヒットした
のはモルヒネでした．古くから利用されているオピオイド鎮痛薬であり，臨床
研究の対照群とされることも多いために，現在でも多くの論文で取り上げられ
ているのではないでしょうか．そういう意味では，モルヒネこそオピオイド鎮
痛薬の不易と言えるのかも知れません．

　20年前に比べて明らかな変化は，一流の医学誌やがん治療の専門誌などに
がん疼痛治療の論文が掲載されていることです．その理由として，2つのこと
が考えられます．一つは，臨床研究の質が向上してきたことです．従来は，患
者さんの痛みの平均を比較するという単純な手法で結果を出していましたが，
最近では他の医学領域と同様により精密な評価が求められています．例えば，
ch.1 がん疼痛治療のアップデートで紹介した MCID ▶ p.5 などをあらかじめ設

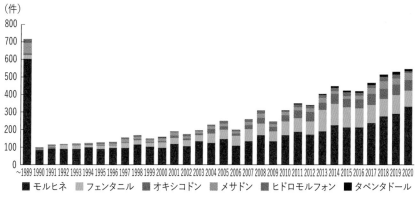

図2-1 がん疼痛におけるオピオイド鎮痛薬の論文数

定する臨床研究などが増えてきています．また，論文のレビューも，システマ
ティックレビュー，メタアナリシスさらにはネットワーク・メタアナリシスな
どの統計学的手法も行われるようになりました[3]．がん疼痛に関する研究が，
曖昧なものから科学的な見地に立脚したものに変わってきたことは事実である
と思います．

　もう一つは，がん治療において疼痛治療が重要なものであると認識されたこ
ともあるのではないでしょうか．生存期間の延長のみならず QOL の向上を実
現させるためには，疼痛治療は必要不可欠であることをがん治療の専門家も認
めているのだと思います．

▌これから流行して欲しいこと

　現存のガイドラインでは明確にされていないことに対して，もっと光が当て
られると良いと思います．具体的には，オピオイド鎮痛薬の併用や変更する際
の基準，原疾患・痛みの部位・痛みの性質に応じた鎮痛薬の使い分け，神経障
害性疼痛などの痛みに対する治療アルゴリズム，非薬物療法との組み合わせの
仕方などです．このことについては，**ch.18 がん疼痛治療の謎** ▶ p.103 でもう一
度考えてみたいと思います．

　国内外のガイドラインにおいても，これらのことは明確にされていません．
その理由は，確固たるエビデンスが存在しないためです．しかし，ガイドライ
ンや教科書だけですべての患者さんの痛みが取り切れるとは，私には思えませ
ん．やはり，患者さんごとに治療方法は変えていかなければならないと思いま
す．腎不全があってもモルヒネを使わざるを得ないこともありますし，"Do
not"（行わない）ことが推奨されていたとしてもケタミンが効果的であった患
者さんもたくさんおられます．

　このように，一筋縄ではいかないような痛みに対して，なんらかの手がかり
が必要です．そのような手がかりがオプションとしてどこかに示されていれ
ば，多くの医療従事者や患者さんは救われるのではないでしょうか．

▌変わってはならないもの

　剣道や茶道には，守破離という考え方があります．大辞泉によると，守（師
や流派の教え，型，技を忠実に守り，確実に身につける段階），破（他の師や流

JCOPY 498-05734

派の教えについても考え，良いものを取り入れ，心技を発展させる段階），離
（一つの流派から離れ，独自の新しいものを生み出し確立させる段階）だそうで
す．もともとは，千利休の言葉「規矩作法 守り尽くして破るとも離るるとても
本を忘るな」を引用したもののようです．この「本」こそが不易ということで
あると思います．

　がん疼痛治療に当てはめて考えてみたとき，**本**はなんでしょうか．聖隷三方
原病院の森田達也先生は，**症状を見てひとを見ず**ではなく，患者さんの個別
性・価値観を尊重し，患者さんを包括的に捉えることが大切である，と言って
います[4]．疼痛治療はあくまでも目標であって，目的は患者さんが大切な人生
を納得して生きられるように支えていくことであるとも言えるでしょう．

　最後に，江戸時代の思想家であった石田梅岩の言葉をご紹介しましょう[5]．

　「昔から薬種として使われてきたものを，時代遅れという理由で捨てる必要
などどこにもない．どんな病気に対しても，古くからある薬を一つも捨てるこ
となく，かといって一つの薬にこだわることもなく，諸薬を巧みに使いこなし
てこそ真の名医である．特定の薬のみにこだわって，時代の変化に目を向けよ
うとしない医者も，名医と呼ぶべきではない．」

　石田梅岩は，私たちががん疼痛治療における**名医**になるための秘訣を教えて
くれているように思います．

◆参考文献

1) National Council for Hospice and Specialist Palliative Care Services. Specialist Palliative Care: A Statement of Definitions. Occasional Paper 8 1995.
2) Egbert LD, Battit GE, Welch CE, et al. Reduction of postoperative pain by encouragement and instruction of patients. A study of doctor-patient rapport. N Engl J Med. 1964; 270: 825-7.
3) Huang R, Jiang L, Cao Y, et al. Comparative efficacy of therapeutics for chronic cancer pain: a Bayesian network meta-analysis. J Clin Oncol. 2019; 37: 1742-52.
4) 森田達也. ホスピスケアと緩和ケア: 失ってはならないものと変わって行かなければならないもの. 日本緩和医療学会ニューズレター. 2003. No. 18. https://www.jspm.ne.jp/newsletter/nl_18/nl180203.html (2021年7月31日アクセス)
5) 石田梅岩. 都鄙問答. 東京: 致知出版社; 2016.

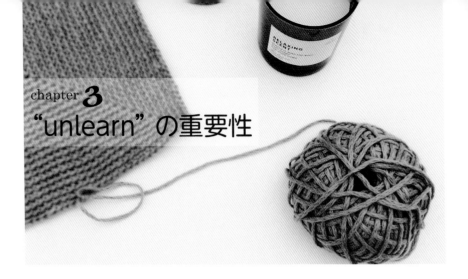

chapter 3
"unlearn" の重要性

ポイント

{
- 基本的な知識を使える知識として学びほぐす
- 科学の知から臨床の知へ
- 臨床はいつでも応用問題
}

学校での学び

　私たちは子供の頃から，実に多くのことを学んできました．数学では，小学校で分数，中学生で三角関数，高校で微分・積分や行列と，ある問題に対して答えを導く方法を学んできました．社会科でも，トリニダード・トバゴの首都や鎌倉幕府が成立した年を覚えたりしたのではないでしょうか（本当かな？）．私は，「いい国（1192）作ろう鎌倉幕府」と覚えましたが，1192 年は源頼朝が征夷大将軍に就いた年であって，実質的に幕府が成立したのは 1185 年だそうです．本当は，「いい箱（1185）作ろう鎌倉幕府」らしいです．

　こうして学んできたことが，実社会でどの程度役に立っているのかは疑問です．しかし，小中高で問われたことに対しては，必ずといっていいほど正解があったはずです．ドリルや公文式のように，1 つの質問に対して 1 つの答えがあるということに私たちは慣れすぎてきたとも言えます．

14

医療における学び

多くの仕事では，生涯を通して学ぶことが求められます．医療分野でも例外ではありません．治療やケアの技術が常に進歩しており，学生の頃に習った知識は役に立たないことも多いのではないでしょうか．がん治療の領域でも治療薬のアップデートが著しく，数年前の治療方法の中にはすでに行われなくなったものもあるかも知れません．

医学・看護学・薬学・心理学などにしても，学生の頃に身につけた知識をそのまま目の前の患者さんに活かせることは少ないと思います．そのことは，あらゆるカリキュラムの中に「臨床実習」が含まれていることからして明らかでしょう．私たちは，教科書や先生から教えられたことを，臨床の現場で役に立つ知識・情報に書き換えるステップを避けては通れない職業です．哲学者の中村雄二郎は**科学の知**に対して，人間同士が相互作用のうちに読みとる諸感覚（五感）を協働させる共通感覚と実践感覚が不可分になった状態として**臨床の知**という言葉を用いています[1]．

unlearn

昭和の時代に活躍した哲学者の一人に，鶴見俊輔という方がおられます．彼は，米国留学中にヘレン・ケラーと出会ったのですが，彼女はこんなことを語ったそうです．"I learned many things, and I had to **unlearn** many things" ここで，unlearn という聴き慣れない言葉が使われていますが，鶴見先生は「学ばない」や「忘れる」でなく，「学びほぐす」というように理解したようです．あたかも既製のセーターから毛糸をほぐして，自分のサイズにピッタリ合うように編み直すかのようです．

成書やガイドラインを一瞥しただけでは，実臨床における問題解決に結びつくとは限りません．なぜかというと，臨床の現場はいつでも応用問題であるからです．基本的知識を習得しエビデンスを理解した上で，目の前の患者さんに適切な治療を行うためには，私たちは unlearn を心がける必要があります．

田坂広志は，**文献知性**と**体験知性**という言葉で表現しています．前者は，書物や雑誌，新聞やウェブなどによって得られますが，大切なものは，自身の経験や体験を通じて得られる後者であると言っています．私には，文献知性とい

う縦糸に体験知性という横糸を自分の手で織り込んでいくような行為が
unlearn であるように感じます．それではこれから，学びほぐすことの実例を
挙げてみましょう．

オピオイド鎮痛薬の選択

　どのオピオイド鎮痛薬から開始するのか，という問いに対する WHO の答え
は "any opioid"（あらゆるオピオイド）です[2]．ある特定のオピオイド鎮痛薬
が第一選択薬として推奨されるのではなく，どのオピオイド鎮痛薬でも良いと
いうことになります．日本緩和医療学会の**がん疼痛の薬物療法に関するガイド
ライン**では，オピオイド鎮痛薬ごとに推奨の強さとエビデンスレベルが吟味さ
れている点が，諸外国のガイドラインと異なります[3] 表3-1．この中では，モ
ルヒネが 1A となっており，他のオピオイド鎮痛薬と区別されています．理由

表3-1 オピオイド鎮痛薬に関する推奨

	推奨の強さと エビデンスレベル	推奨の条件
モルヒネ	1A	—
ヒドロモルフォン	1B	—
オキシコドン	1B	—
フェンタニル	1B	—
フェンタニル貼付剤	2C	投与後に，傾眠，呼吸抑制の重篤な有害作用の有 無を継続して観察できるとき．（初回投与）
タペンタドール	1B	—
コデイン	2C	患者の選好，医療者の判断，医療現場の状況で， 強オピオイドが投与できないとき．
トラマドール	2B	患者の選好，医療者の判断，医療現場の状況で， 強オピオイドが投与できないとき．
メサドン	1B	強オピオイドが投与されているにもかかわらず， 適切な鎮痛効果が得られない，中等度から高度 のがん疼痛があるとき．
ブプレノルフィン	2B	高度の腎機能障害があるとき．他の強オピオイド が投与できないとき．

1A：強い推奨，高いエビデンスレベル
1B：強い推奨，中等度のエビデンスレベル
2B：弱い推奨，中等度のエビデンスレベル
2C：弱い推奨，低いエビデンスレベル
（日本緩和医療学会，編．がん疼痛の薬物療法に関するガイドライン2020．東京: 金原出版;
2020[3] をもとに作成）

JCOPY 498-05734

は，ch.2 不易流行 ▶ p.8 でも示したようにモルヒネに関する研究報告が圧倒的に多いためです．

　日本のガイドラインで1Aというチャンピオンに輝いたモルヒネは，果たして第一選択薬であって処方量も日本一なのでしょうか？　私の知る限りでは，そのようなことはないと思います．日本の中でモルヒネを第一選択としている施設や先生方は少数派であると思います．

　処方する医師は，病院で採用されている薬剤を使うのでしょうが，有名で権威のある医師による講演，製薬会社などからの情報，最新の論文などを手がかりにオピオイド鎮痛薬を選択するかも知れません．おそらくは，モルヒネ（MSコンチン®）よりもオキシコドン（オキシコンチン®），ヒドロモルフォン（ナルラピド®），フェンタニル（フェントス®テープ）といった薬剤から開始されるのではないでしょうか．

　この，ガイドラインと実臨床との乖離こそが，がん疼痛治療のユニークなところであり難しいところでもあります．ここにunlearnすることが求められます．ガイドラインの根拠になっているのは主に無作為化比較試験です．複数のオピオイド鎮痛薬を厳格な条件下で比べてみたところ，オピオイド鎮痛薬の間には優劣はないというのが結論です．おそらくこの事実は，今後も変わらないと思います．"any opioid"と言わざるを得ないというのは，もっともなことでしょう．

■ オピオイド鎮痛薬はヒトを選ぶ？

　ガイドライン作成の根拠となった論文をご紹介しましょう．がん疼痛のある患者さん200例を対象として，モルヒネまたはオキシコドンの速放性製剤を用いて痛みの治療を行うという研究です[4]．図3-1 に示しますが，モルヒネでもオキシコドンでも約6割の患者さんは痛みが取れたという結果です．この結果をもって両者引き分けで終わってしまったら，面白くありません．ここからがこの研究の面白いところです．モルヒネが効かなかった患者さんにはオキシコドンを，オキシコドンが効かなかった患者さんにはモルヒネを飲んでもらいました．すると，半分ぐらいの患者さんは痛みが良くなったのです．以上のことから，ほとんどの患者さんはどんなオピオイド鎮痛薬でも効くのでしょうが，中には特定の薬剤が効きやすい患者さんがいるのかも知れません．大袈裟な言

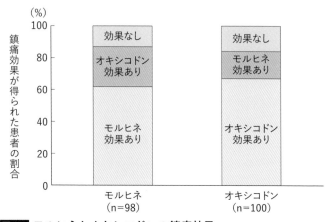

図 3-1 モルヒネとオキシコドンの鎮痛効果

(Riley J, et al. J Pain Symptom Manage. 2015; 49: 161-72[4]) をもとに作成)

い方をすれば，**オピオイドはヒトを選ぶ**ということになります．

　では，その理由はなんなのでしょうか？　もちろん，どのような薬でも効き具合には個人差があるということは多くの方が実感されておられるでしょう．しかし，それだけで終わってしまうと臨床は面白くありません．その根拠はなんだろうかと考えることが次のステップにつながります．

▌細胞内で起きていること

　モルヒネとオキシコドンはいずれも，細胞膜上にある μ オピオイド受容体に結合します．細胞内では，**G タンパク質共役型受容体** (G-protein-coupled receptor: GPCR) が，Gα サブユニットと G$\beta\gamma$ サブユニットに分かれます．後に，電位依存性カルシウムチャネルの阻害，内向き整流性カリウムチャネルの活性化，さらにアデニル酸シクラーゼ酵素の阻害などの作用により，鎮痛効果が得られるということになります **図 3-2A** [5]．一方，**β-アレスチン** (arrestin) を介すると，耐性や副作用が発揮されてしまいます **図 3-2A** ．μ オピオイド受容体が細胞内に取り込まれてしまう**エンドサイトーシス** (endocytosis) という現象も生じます **図 3-2B** ．

　オピオイドに対する反応がヒトによって異なるというのは，μ オピオイド受容体や GPCR の数や，細胞内での複雑な情報伝達に差があるのかも知れませ

JCOPY 498-05734

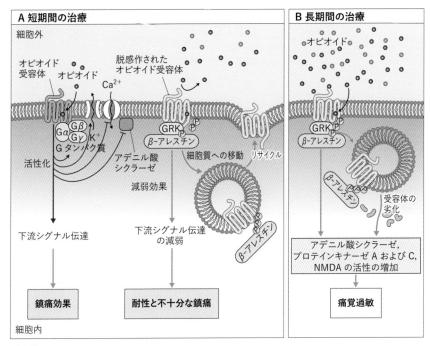

A 短期間の治療

細胞外

オピオイド
受容体　オピオイド　　脱感作された
　　　　　　　　　　　オピオイド受容体

Ca²⁺

Gβ
Gα Gγ
Gタンパク質　　K⁺

活性化

GRK P
β-アレスチン

アデニル酸
シクラーゼ

減弱効果

細胞質への移動　リサイクル

β-アレスチン

下流シグナル伝達

下流シグナル伝達
の減弱

| 鎮痛効果 | 耐性と不十分な鎮痛 |

細胞内

B 長期間の治療

オピオイド

GRK P
β-アレスチン

β-アレスチン

受容体の
劣化

アデニル酸シクラーゼ,
プロテインキナーゼ A および C,
NMDA の活性の増加

痛覚過敏

3
"unlearn" の重要性

図3-2 オピオイド受容体と細胞内の情報伝達
GRK: G タンパク質共役型受容体キナーゼ
(Martyn JAJ, et al. N Engl J Med. 2019; 380: 365-78[5) をもとに作成)

ん．このようにμオピオイド受容体に対する結合様式がそれぞれの薬物により異なり，その相違が特徴的な個々の薬理効果をもたらすという考え方は，**ligand-biased efficacy 説**と呼ばれています[6]．

▌知識の学びほぐし

　この事実を臨床ではどのように活かせばいいのでしょうか？　それは，どのオピオイド鎮痛薬から始めても良いが，効きそうもない場合には他剤への変更（オピオイドスイッチングまたはローテーション）が必要であるということです．諸外国のガイドラインでも，オピオイドの変更は推奨されています．しかし，ここで新たな疑問が生じてきます．あるオピオイド鎮痛薬が効いていないと判断するにはどうすれば良いのでしょうか？　一般的には，鎮痛効果が得られるまで増量するようにと言われていますが，ここまで増やしたら無効である

という基準は存在するのでしょうか？

　私たちも過去の研究を調べてみましたが，明確な基準はありませんでした．しかしながら，少なくとも1日当たりの経口モルヒネ換算で60～120 mg以上で，1～2週間以内に2～3回以上の増量を行っていて，Numerical Rating Scale（NRS）4～5以上の場合には無効と判断し，オピオイド鎮痛薬を変更することが多いようです．将来的には，さほど厳格ではなくてもなんらかの基準があると多くの臨床家は助かるのではないかと思います．

　このように，ガイドラインや教科書には書かれていない疑問が生じてきますが，疑問を解決するような手がかりは臨床現場に隠されています．なんらかの手がかりが見つかったら，前向きに研究をしてみると良いと思います．大規模な臨床試験などは難しくても，得られた知識をもとに自分で考え，わかったことはまとめて発表し，わからないことは常に最新の研究報告を追い求める．unlearn は，目の前の患者さんのためでもあり，新たな道を切り開く礎にもなるのではないでしょうか．

◆参考文献

1) 中村雄二郎. 臨床の知とは何か. 東京: 岩波書店; 1992.
2) WHO guidelines for the pharmacological and radiotherapeutic management of cancer pain in adults and adolescents. 2018. https://www.who.int/publications/i/item/9789241550390（2022年5月9日アクセス）
3) 日本緩和医療学会, 編. がん疼痛の薬物療法に関するガイドライン 2020. 東京: 金原出版; 2020.
4) Riley J, Branford R, Droney J, et al. Morphine or oxycodone for cancer-related pain? A randomized, open-label, controlled trial. J Pain Symptom Manage. 2015; 49: 161-72.
5) Martyn JAJ, Mao J, Bittner EA. Opioid tolerance in critical illness. N Engl J Med. 2019; 380: 365-78.
6) 成田 年, 葛巻直子, 新倉慶一, 他. オピオイドトランスレーショナルリサーチの最前線: μ受容体の多様性と疼痛下でのオピオイド依存不形成機構. Anesthesia 21 Century. 2009; 11: 66-75.

JCOPY 498-05734

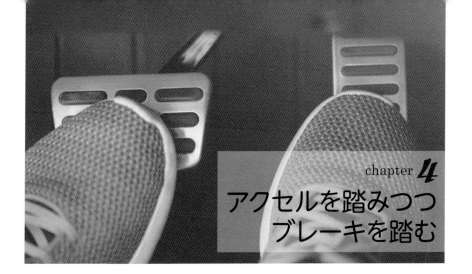

chapter *4*
アクセルを踏みつつ ブレーキを踏む

ポイント

- オピオイド鎮痛薬の処方量が増えれば良いというわけではない
- アクセル（処方・増量）はしっかり踏む
- いつでもブレーキ（減量・中止）を踏めるように

▌日本はがん疼痛治療の発展途上国？

　日本では諸外国と比較すると，オピオイド使用量が少ないことは以前から指摘されています **図 4-1** [1]．カナダ，米国，ドイツなどの国では麻薬使用量が多いのですが，必ずしも適正に使用されているわけではなさそうです．日本では，推定される必要な量の 1 割程度であると言われています．これまでにも様々な理由づけがされていますが，この事実は，緩和ケアが十分に行き届いていないことの象徴として引用されてきました．果たして，本当に日本はがん疼痛治療において発展途上国なのでしょうか？

　ここで，ある資料を参考にしてみたいと思います．森田達也先生たちが平成27 年にまとめられた報告書です[2]．研究論文や調査報告をもとに，がん患者の痛みの頻度や痛み治療の指標（**Pain Management Index: PMI**）　**表 4-1** を調べています．PMI は，WHO 方式がん疼痛治療法に基づいた鎮痛薬と痛みの程度を各々 4 段階に分類し，PMI<0（negative PMI）のときに痛みの治療が不十分であるとみなされます．その結果，痛みの頻度は外来患者で 33%，入院患

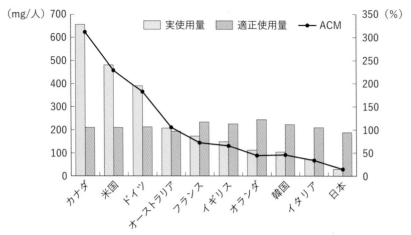

(mg/人)　実使用量　　適正使用量　●ACM

カナダ　米国　ドイツ　オーストラリア　フランス　イギリス　オランダ　韓国　イタリア　日本

図4-1 麻薬使用量の国際比較

ACM: adequacy of consumption measure
(Duthey B, et al. J Pain Symptom Manage. 2014; 47: 283-97[1]))

表4-1 Pain Management Index

疼痛の程度	鎮痛薬なし	NSAIDs または アセトアミノフェン	弱オピオイド	強オピオイド
なし（0）	0	+1	+2	+3
軽度（1〜3）	−1	0	+1	+2
中等度（4〜7）	−2	−1	0	+1
強度（8〜10）	−3	−2	−1	0

者で51％でした．また，日本における negative PMI の頻度は39％であった
のですが，諸外国の結果と大きく変わりがないことがわかりました．

　さらに，この報告書では，オピオイド消費量の国際比較についても調べてい
ます．その結果，国際麻薬統制委員会（International Narcotics Control
Board: INCB）が公開している各国のオピオイド消費量は，がん患者の鎮痛の
ために使用されたオピオイドの量と一致しないことがわかりました．以上のこ
とより，**わが国のオピオイド消費量は（おそらく）少ないが，患者自身の痛み
の程度は（少なくとも平均的には，国際的な水準と比べてそれほど）悪くない**
と結論づけています．すなわち，日本はがん疼痛治療の発展途上国であるとは
言えないということです．

JCOPY 498-05734

日本におけるオピオイド使用量が少ない理由

　では，なぜ日本におけるオピオイド使用量は少ないのでしょうか？　先ほどの報告書では，いくつかの仮説がなされています．「耐性が少ない」「非薬物治療を受けやすい」「高齢がん患者が多い」「患者の麻薬への抵抗感がある」「訴えが少ない」「医師の麻薬への抵抗感がある」「小さい規格が多い」「弱オピオイド（トラマドール）が多く用いられている」「開始する時期が遅い」「非がん患者にオピオイドが積極的に使用されていない」「不適切使用が少ない」などです[2]．潜在的な患者さんの我慢や医師の躊躇などがありそうなところは，特に気になります．

　もう一つ，注意が必要なことがあります．先ほどの PMI ですが，ノルウェーの研究によると「医師に痛みに対して関心を持って欲しい」と答えたのは，negative PMI で 22%，positive PMI で 13% とあまり差がなかったとのことです[3]．痛みの強さや治療と患者さんが求めることは必ずしも一致しない可能性があることを認識しておく必要もあります．

アクセルを踏む

　以上のことから，必要としている患者さんに適量のオピオイドが正しく投与されているのかどうかを医療従事者は丁寧に確認する必要があります．必要な患者さんを見逃さず，十分な量まで増量するという意味では，私たちには**オピオイドの開始あるいは増量**という**アクセル**を踏むことが求められています．厚生労働省は都道府県ごとにオピオイド鎮痛薬の消費量を公表していますが，かなり差があることが以前から指摘されています．おそらくは，地域や施設によっても消費量は異なることでしょう．

　一つの例ですが，私の勤務する病院では，年間の総オピオイド処方量が私の赴任前後で 1.9 倍に増えました．処方が多いことが必ずしも疼痛治療の質を反映するわけではないと思います．しかし，地域や施設の中で潜在的にオピオイド鎮痛薬が必要な患者さんを見過ごしてはならないと考えています．

ブレーキを踏む

　治癒が望めないような進行がん患者さんの場合には，オピオイド鎮痛薬は時

間の経過とともに増量傾向になると思います．一方で，抗がん治療によりオピオイド鎮痛薬が減量できるケースも多々あります．例えば化学療法や放射線療法を行うと，痛みが軽減することはよくありますので，眠気の増強を指標にしながら減量を試みることになります．しかし，今後日本では，ブレーキを踏む機会が増えてくるかも知れません．その理由は，① がん疼痛の慢性化と ② 非がん性慢性疼痛に対するオピオイド処方の 2 つが考えられるからです．

▌がん疼痛と慢性疼痛

ここで，言葉の整理をしておきましょう．**がん疼痛**とは，「がん自体が原因となって生じる痛み」（日本緩和医療学会）のことです．一方，**慢性疼痛**とは，「治療に要すると期待される時間の枠を超えて持続する痛み，あるいは進行性の非がん性疼痛に基づく痛み」（国際疼痛学会）です．

がん疼痛では，NSAIDs やアセトアミノフェンでは痛みが改善しない場合に，オピオイドを開始します．一方で，慢性疼痛においては，抗てんかん薬，抗うつ薬，弱オピオイド（トラマドール）などでは改善しない痛みに対して，強オピオイドを投与することが推奨されています．すなわち，慢性疼痛では強オピオイドは最後の手段であり，仮に始めたとしても少量で短い期間とすることが推奨されています．

ここで，**がん性慢性疼痛**（chronic cancer pain）という問題が浮上してきます．国際疼痛学会の慢性疼痛の分類にはがん疼痛も含まれていますが，本邦の慢性疼痛治療ガイドラインでは慢性疼痛から除外されています．がん治療の進歩に伴い，多くのがん種において生存率が上昇しています．いわゆるがんサバイバーが増えており，米国の調査では慢性疼痛を抱える患者さんが 1/3 もおり，1/6 の患者さんは日常生活に支障をきたすほどの痛みを自覚しているとも言われています[4]．ここでの慢性疼痛には，がんに伴う痛みとがん治療に伴う痛みが区別されていませんので，注意が必要です．しかし，オピオイド鎮痛薬を使用する期間が増えることが予想され，さらに薬物依存や乱用などのリスクが増えることも懸念されます．

▌アクセルを踏みつつブレーキを踏む

私たちは，がん患者さんの痛みに対してオピオイドを積極的に使用するとい

JCOPY 498-05734

うアクセルを踏むことに慣れてきました．同じ感覚で慢性疼痛に対して処方を
するわけにはいきません．仮にがん性慢性疼痛であったとしても，適正な使用
方法であるのか，適正な量であるのかを常に確認することが望ましいと思いま
す．がん，非がんにかかわらず慢性疼痛にオピオイド鎮痛薬を処方する際には，
ブレーキをいつでも踏める状態にしながらアクセルを踏むことが求められます．

◆参考文献
1) Duthey B, Scholten W. Adequacy of opioid analgesic consumption at country, global, and regional levels in 2010, its relationship with development level, and changes compared with 2006. J Pain Symptom Manage. 2014; 47: 283-97.
2) 森田達也，高橋理智，上元洵子，他．我が国のがん患者の痛みとオピオイド消費量に関する検討．平成 27 年度厚生労働科学研究費補助金（がん対策推進総合研究事業）「がん診療連携拠点病院におけるがん疼痛緩和に対する取り組みの評価と改善に関する研究」班．
3) Thronæs M, Balstad TR, Brunelli C, et al. Pain management index (PMI)-does it reflect cancer patients' wish for focus on pain? Support Care Cancer. 2020; 28: 1675-84.
4) Jiang C, Wang H, Wang Q, et al. Prevalence of chronic pain and high-impact chronic pain in cancer survivors in the United States. JAMA Oncol. 2019; 5: 1224-6.

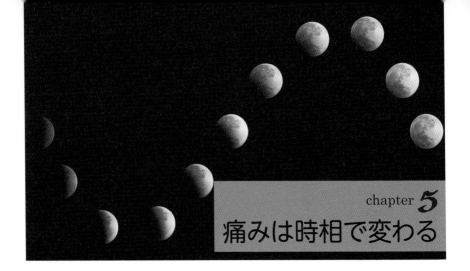

chapter **5**

痛みは時相で変わる

ポイント

- 痛みはずっと同じではない
- 時間の経過に伴って変化する
- 時相に応じて鎮痛薬を使い分ける

▌痛みの軌跡

　発生してから全く変化しない「がん」は，めったにないと思われます．同じように，発生してからずっと同じ強さで同じ性状のがん疼痛というのも皆無に等しいのではないでしょうか．がんが周囲の臓器や組織へ浸潤することで，痛みを感知する侵害受容器や神経はより多く影響を受けることが考えられます．したがって，一般的にはがんの進行により痛みは増強する傾向にあると思われます．ところが，化学療法や放射線療法など治療を開始することで，痛みが軽減し，オピオイド鎮痛薬を減量しなければならないことがあります．一方，化学療法誘発性末梢神経障害による痛み，術後の痛み，放射線治療後の痛みなどが加わってくると，もともとのがん疼痛とは異なる痛みが増強してくる可能性もあります．

　Illness trajectory（疾病の軌跡）という考え方があります[1]．疾病をがん，臓器障害，認知症・老衰など３つに分類し，経過による機能の変化が図示されています 図5-1．同じように，pain trajectory（痛みの軌跡）というものも

JCOPY 498-05734

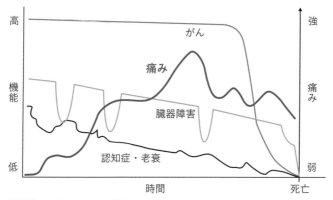

図5-1 疾病と痛みの軌道
（Lynn J. JAMA. 2001; 285: 925-32[1] をもとに作成）

考えられるかも知れません．おそらくは，患者さんごとに異なり，2つとして同じ軌跡はないでしょう．しかし，ある程度予測できることはあるかも知れません．将来的に痛みがどのように変わっていくのかを予測し，その変化に合わせたがん疼痛治療を行うことはとても重要です．このことについては，ch.20 先を読む ▶ p.115 で触れてみたいと思います．

▌骨転移による痛みの変化

　がんによる痛みはどのように変化するのでしょうか？　ここでは，例として骨転移による痛みを考えてみたいと思います．ところで，日本では骨転移痛という名称が一般的ですが，英語では cancer-induced bone pain（CIBP）ですので，正しく訳すと**がん誘発性骨痛**となります．この名称であれば，多発性骨髄腫などの疾患でも問題なく使用できます．この痛みは，侵害受容性疼痛から神経障害性疼痛へと変わってくることが知られています[2]．**図5-2**は腫瘍細胞が引き起こす一連の痛みのメカニズムを示しています．

① 初期（破線）

　腫瘍細胞から直接，あるいは炎症細胞や免疫細胞が刺激を介して生理活性物質が産生されます．これらが侵害受容器に作用すると，**侵害受容性疼痛**が生じます．

② 中期（黒実線）

　破骨細胞の活性化により酸が産生され，酸感受性受容体を介して**侵害受容性**

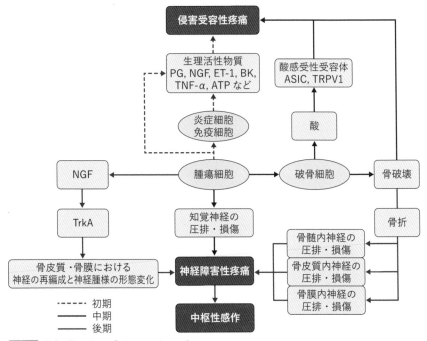

図5-2 骨転移による痛みのメカニズム

PG: プロスタグランジン, NGF: 神経成長因子, ET-1: エンドセリン-1, BK: ブラジキニン, TNF-α: 腫瘍壊死因子, ATP: アデノシン三リン酸, ASIC: 酸感受性イオンチャネル, TRPV1: カプサイシン受容体, TrkA: トロポミオシンレセプターキナーゼ A

疼痛を引き起こします．また，骨破壊そのものによっても，**侵害受容性疼痛**が生じます．一方，腫瘍細胞が増大することにより，知覚神経が損傷を受け**神経障害性疼痛**が起きます．

③ 後期（赤実線）

骨破壊が進行し骨折が生じると，骨髄，骨皮質，骨膜にある神経が障害を受けます．また，腫瘍細胞から放出される神経成長因子（NGF）がその受容体である TrkA を活性化することで，より痛みを強く感じる状態に変化します．これらによって，痛みの中心は**神経障害性疼痛**に変化します．さらに，中枢神経系での刺激が増大されることにより，**中枢性感作 (central sensitization)** という現象が生じてきます．実際，骨転移の患者さんに聞いてみると，6 人に 1 人ぐらいの割合で神経障害性疼痛のような症状を訴える患者さんがいることがわかっています[3]．

JCOPY 498-05734

臨床における矛盾を解決できるか？

　古典的には，骨転移は体性痛なのでオピオイド鎮痛薬が効きにくく，NSAIDs が必須であると言われていました．しかし，NSAIDs よりもオピオイド鎮痛薬の方が効きやすい患者さんがいたり，抗てんかん薬などの鎮痛補助薬がよく効く患者さんがいたりします．また，初めは効いていた鎮痛薬が効かなくなってくることはよくあることです．がん誘発性骨痛の機序は複雑であり，何よりも時間によって変わることを前提にすると，これらの臨床上の謎が少しは理解できるかも知れません．

時相に応じた疼痛治療

　痛みが時相で変わるという事実は，疼痛治療にどのように活用できるでしょうか？　がん誘発性骨痛であれば，初期には主な痛みの原因は侵害受容性疼痛ですから，NSAIDs は効果があると思われます．一方，慢性期になると神経障害性疼痛の要素が増えてきますので，オピオイド鎮痛薬だけなく鎮痛補助薬が必要になると考えられます．特に多発骨転移などの場合には，転移が発生した時期が異なることも考えられますので，注意が必要です．

　今後はさらに，がんサバイバーの増加が予測されますので，オピオイド鎮痛薬やその他の薬剤をどのように使い分けるのかを常に考えておかなければなりません．鎮痛薬や鎮痛補助薬を**処方しっぱなし**というのは理想的な疼痛治療とは言えません．診察のたびに薬剤を見直し，患者さんが訴えるちょっとした変化を見逃さないことが大切です．痛みの発生から経過している時間に応じて，薬剤を選択する方法なども試みる余地はあると思います．

◆参考文献
1) Lynn J. Perspectives on care at the close of life. Serving patients who may die soon and their families: the role of hospice and other services. JAMA. 2001; 285: 925-32.
2) 川股知之, 布施谷仁志, 山本克己, 他. 骨転移痛のメカニズムと鎮痛薬による薬物療法. ペインクリニック. 2012; 33: 1353-60.
3) Kerba M, Wu JS, Duan Q, et al. Neuropathic pain features in patients with bone metastases referred for palliative radiotherapy. J Clin Oncol. 2010; 28: 4892-7.

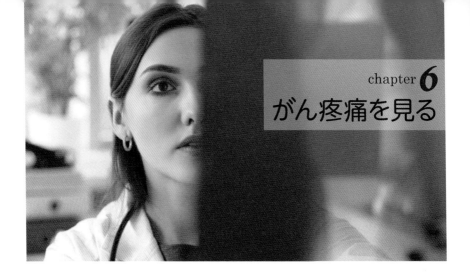

がん疼痛を見る

- 簡単には見えない神経や膜に注目する
- 同じ疾患であっても痛みは千差万別
- 患者さんの主観を忘れない

"What is essential is invisible to the eye."（大切なことは目に見えない）．これは，『星の王子さま』の中に出てくる有名な言葉です．ストーリーの中では，心で見ることの大切さを伝えているのですが，痛みというものも主観的な感覚であって，**自分の痛みも他人の痛みも直接見ることはできません**．では，高度な技術をもってすれば痛みは可視化できるのでしょうか？

▌画像検査で痛みを評価できるか？

残念ながら，CT や MRI などの画像検査では，痛みを客観的に評価することはできません．しかし，画像データから痛みの原因となる部位の同定や，病変から周囲の臓器や組織への影響を確認することはできます．痛みに関連するような画像情報に対する理解を深めることにより，ある程度は痛みを想像することができるかも知れません．私はもともと画像診断に携わっていましたが，読影中に上司が「これは痛そうだなぁ」と言っていたことを今でもよく覚えています．因みにこの上司は，現在，千葉大学医学部附属病院画像診断センターの藤本肇教授です．本当に優秀な方で，当時教わったことは今でも役に立っています．

痛みが出現する場所

　痛みが出現するところは，解剖学的にはどのような部位でしょうか？　あり
とあらゆる部位や臓器に痛みは生じうるのですが，代表的なものとして神経，
血管やその他の管腔臓器（腸管・胆管・膵管・尿管など），膜（横隔膜，胸膜，
肝被膜など）があります．径の太い神経，血管や腸管などは画像上区別しやす
いのですが，一般的な神経などは細くて見つけにくいことがほとんどです．ま
た，横隔膜や硬膜などは厚みがあるので識別できますが，その他の膜は一般的
な画像検査では同定しにくいものです．

腹腔神経叢を見る

　例えば，膵がんで話題になる**腹腔神経叢**をCTで見たことはありますか？
正常ではほぼ見えないと思いますが，腫瘍による浸潤や圧迫があると神経が障
害されていると判断できます．ここで，解剖学を思い出してみましょう．ほと
んどの神経と並走しているものはなんでしょうか？　そう，動脈です．動脈は
造影剤を用いた画像検査で直接見ることが可能ですので，動脈の走行を辿ると
神経の走行も理解できます．腹腔神経叢は，大動脈から枝分かれした腹腔動脈
の周囲で網目状に広がっています．

膵がんの痛み

　図6-1 をご覧ください．すべて膵がんと診断された時点でのCTで，矢印で
囲まれた部分に腫瘍があります．Aは無症状でしたが，Bは胃部不快感，Cと
Dはそれぞれ腹痛が主訴でした．腫瘍が小さく膵臓の中だけに限局している場
合にはほとんど痛みはありませんが，大きくなってくると痛みが強くなる傾向
があります．それでは，なぜ膵がんは痛いのでしょうか？　理由として，炎症，
腹腔神経叢や結合組織への直接浸潤，血管・膵管・胆管など管腔構造物の捻
れ，膵管内圧の上昇，虚血などが原因であるとされています[1,2]．

骨転移による痛み

　骨転移による痛みはどうでしょうか？　私は研修医の頃から，**痛い骨転移**と
痛くない骨転移があることがずっと不思議でした．前者は前立腺がんや乳がん

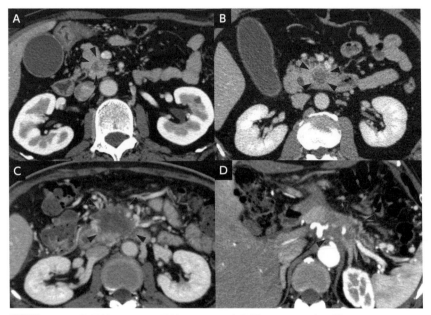

図6-1 A：56 歳男性，B：48 男性，C：65 歳男性，D：62 歳男性

などの患者さんに多く，後者は肝細胞がんや腎がんの患者さんに多いような印象がありました．当時の先輩医師からは，骨転移を感じるのは骨膜の神経が刺激されるためであって，膨張性の発育をする腫瘍で痛みが出やすいと教わりました．しかし，これは必ずしも正解ではなかったようです．**ch.5 痛みは時相で変わる** ▶ p.26 でもご紹介したように，骨転移による痛みは非常に複雑なメカニズムから生じており，画像情報だけで痛みを評価することは困難です．

▌胸膜や胸壁の痛み

　胸膜が肥厚しているような場合は，炎症や腫瘍が存在していることが想定されます．胸膜はご存知のように臓側胸膜と壁側胸膜の２種類があります．知覚神経があるのは後者ですので，肺がんが臓側胸膜にとどまっている場合には痛みは感じません．しかし，壁側胸壁にまで浸潤すると痛みを感じます．胸壁浸潤は，胸膜，肋間神経，肋間動脈，肋間筋などにがんが及ぶことで，強い痛みが生じると考えられます．**図6-2** をご覧ください．どちらも肺がんと診断され

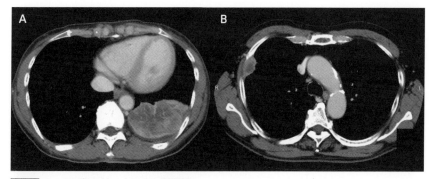

図6-2 A：60 歳女性，B：65 歳男性

たCTです．痛みがあるのはどちらでしょうか？　一見するとAの方が痛そう
に見えますが，痛いのはBの方です．Aは壁側胸膜まではがんが浸潤していな
かったのですが，Bは壁測胸膜からさらに胸壁にまでがんが及んでいたためで
す．腫瘍の大きさが，必ずしも痛みと関連するわけではありません．

▌最も見えにくいもの

　このように，解剖学的な知識を思い出すことで，ある程度は痛みを想像する
ことができます．痛みの治療というのは，基礎医学である解剖学，病理学，生
理学，薬理学などからなる複合的な学問であると言っても過言ではありませ
ん．さらには，脳科学，心理学などにも影響を受けると思われます．しかしな
がら，何と言っても最も見えにくいものは，**患者さんのつらさ**です．マジック
アートのように見ようと思って見ないと，見えない可能性があります．まさに，
"What is essential is invisible to the eye." なのです．患者さんの外観，
画像情報のみではなく，深層にあるつらさに少しでも気づく努力は忘れたくな
いと思います．

◆参考文献
1) Cherny NI. Pain assessment and cancer pain syndromes. In: Hanks G, Cherney NI,
   Christakis NA, et al, eds. Oxford textbook of palliative medicine 4th ed. Oxford
   University Press; 2010. p.599-626.
2) 山口重樹，藤井宏一．部位別: がん性痛の治療 膵臓がん．In: 井関雅子，編．病態・疾患別
   がん性痛の治療．東京: 文光堂; 2013．p.167-79.

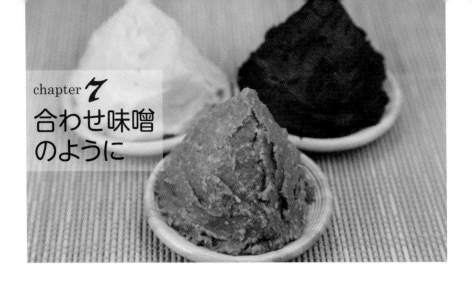

chapter 7
合わせ味噌
のように

▌合わせ味噌

　日本食に欠かせないものはと聞かれたら，何を思い浮かべますか？　私は，味噌汁と答えます．おそらくは，どこの家庭の食卓でも，高級料亭のカウンターでもいただくことができて，寿司屋でも鰻屋でも和食料理を提供する多くのお店で提供されます．その味噌ですが，赤味噌，白味噌などの種類もあれば，原料によって米味噌，豆味噌，麦味噌などに分けられます．また，地域によっては，八丁味噌，西京味噌，金山寺味噌など独特の味噌があります．

　もちろん，1種類の味噌だけでも十分美味しいのでしょうが，日本にはもうひと工夫した**合わせ味噌**という文化があります．複数の味噌を上手に合わせることでさらに美味しい味噌汁ができるというわけです．合わせ味噌には，赤味噌と白味噌，米味噌と麦味噌などの種類や原料が異なる味噌を合わせる方法があるようです．美味しい味噌汁にするためには，それぞれの味噌の配分が決め手でしょう．合わせ方を間違えるとあまり美味しくなくなってしまうかも知れません．その配分比には料理人のレシピや料理が上手な人からのアドバイスが

役に立つことでしょう．

■ オピオイド鎮痛薬の併用

　同じように，オピオイド鎮痛薬も上手に組み合わせることで，より質の高い治療ができるということはないでしょうか．もっとも，オピオイド鎮痛薬の併用に関して質の高い臨床研究が皆無に等しいため，WHO はじめ国内外の疼痛治療ガイドラインでは推奨されておらず，一般的なテキストでもあまり紹介されていません．ここでは，その可能性について考えてみたいと思います．

　オピオイド鎮痛薬の併用においては，作用機序に基づいて考えると 2 つの方法が考えられます．一つは，μ オピオイド受容体（以下，MOR）作動作用のみを有するオピオイド鎮痛薬（モルヒネ，フェンタニル，オキシコドン，ヒドロモルフォン）同士を併用する方法です．もう一つは，MOR 作動作用以外の作用機序を有するオピオイド鎮痛薬（トラマドール，タペンタドール，メサドン）を併用する方法です．数は少ないのですが，いくつかの研究報告もありますので，私自身の経験を交えて説明いたします．

■ 一般的なオピオイド鎮痛薬の併用

　オピオイド鎮痛薬を併用する方法として，質の高い臨床研究はなさそうですが，手がかりとなる研究はあります[1]．対象者は，経口モルヒネまたはフェンタニル貼付剤を投与されていて，1 週間で倍に増量しても痛みが続いている患者さんです．経口モルヒネを服用している 5 例にはフェンタニル貼付剤を追加し，フェンタニル貼付剤を用いている 5 例には経口モルヒネを追加しました．その結果，いずれの患者さんも痛みが軽減しました．患者数が少なく，前後比較研究ですのでエビデンスレベルは低いのですが，現在のオピオイド鎮痛薬による効果が限定的と考えられる場合には，変更（ローテーション/スイッチング）だけでなく併用という選択肢もあることを示しています．

　私の経験でも，フェンタニル貼付剤を増量しても鎮痛効果が得られににくくなったときに，オキシコドンを追加したところ痛みが軽減したことがあります．本来であればフェンタニルからオキシコドンに変更すべきなのでしょうが，眠気や便秘のバランスから 2 剤を併用することがちょうど良かったのです．患者さんの希望もあったので，しばらくその治療を継続しました．

果たして体内ではどのようなことが起きたのでしょうか？　フェンタニルは鎮痛耐性が生じやすいことが知られています．細胞表面にある MOR が細胞内に陥入してしまう現象（endocytosis）が生じると言われています（ch.3 "unlearn" の重要性の **図 3-2** ▶ p.19）．そのために，フェンタニルの効果が弱くなってしまうと考えられます．そこで，異なるオピオイド鎮痛薬を用いることで，鎮痛効果が回復するものと考えられています．この根拠とされているのが，ch.3 "unlearn" の重要性で紹介した **ligand-biased efficacy 説** ▶ p.19 という考え方であり，オピオイド鎮痛薬の併用や変更を行う拠り所にもなっています[2]．

▎作用機序の異なるオピオイド鎮痛薬の併用

MOR 作動作用に加えて，トラマドールにはセロトニンおよびノルアドレナリンの再取り込み阻害作用が，タペンタドールにはノルアドレナリン再取り込み阻害作用があります．また，メサドンには NMDA 受容体拮抗作用，セロトニンおよびノルアドレナリンの再取り込み阻害作用があります．したがって，モルヒネ，フェンタニル，オキシコドン，ヒドロモルフォンにトラマドール，タペンタドール，メサドンを追加することは，異なる作用機序を新たに加えることになります．

▎メサドンの併用

メサドンの特徴として，血中半減期の長さ，不完全交差耐性[*1]，吸収や代謝のバラツキなどから個人差が大きいことなどが知られています．一般的には，他のオピオイド鎮痛薬で十分な鎮痛効果が得られない場合に，メサドンへ変更することになります．しかし，すでに高用量のオピオイド鎮痛薬が投与されていることが多く，変更後に過量投与あるいは投与量不足が生じる可能性があります．

変更の方法としては，stop and go（先行オピオイドをすべて中止して，新たにメサドンを始める方法）と 3-days switch（3 日間かけて 1/3 ずつ変更する方法）があります．さらに，一般的ではないのですが，メサドンへの反応を

[*1] ある薬剤で獲得された耐性が，同じような構造を持つ他剤に変更した際にそれらの耐性が再現されなくなることです．別のオピオイド鎮痛薬へ変更すると，鎮痛効果が高まったり，眠気や悪心などの副作用が増強することがあります．

確かめるために，少量だけ併用するという方法も試みられています[3]．

　メサドンの併用について，参考になる後ろ向き研究があります[4]．緩和ケア病棟に入院中でオピオイド鎮痛薬を投与されているがん患者さん 80 例に，メサドン 10 mg/日を追加しました．強い痛みを訴えていた患者さんが 63％いたのですが，メサドン併用から 7 日後には 13％に減少しました．眠気やせん妄のリスクはありましたが，80％の患者さんで痛みの改善が認められました．あまり状態が芳しくない患者さんに対しては，すべてを変更するのではなく少量のメサドンを上乗せするという方法も検討する余地があるかも知れません．

▍タペンタドールやトラマドールの併用

　残念ながら，他のオピオイド鎮痛薬にタペンタドールやトラマドールの併用する研究報告は見つけられませんでした．2 剤ともオピオイド受容体への結合力は他のオピオイド鎮痛薬に比べると弱いのですが，ノルアドレナリンやセロトニンの再取り込み阻害作用により下行性疼痛抑制系[*2]を賦活させます．したがって，鎮痛補助薬的な効果が期待されます．すでに投与しているオピオイド鎮痛薬を増量しても痛みが取りきれないときに，タペンタドールやトラマドールを上乗せしてみるのも一手です．

　読者の皆さんからは，鎮痛補助薬としてデュロキセチン（サインバルタ®）を追加すれば良いではないですか？　という声が聞こえてきそうです．もちろん，その方が一般的です．しかし，私の経験では脆弱な患者さんの場合にはデュロキセチンによる眠気やふらつきが強く出てしまうことがありました．そのような際には，鎮痛補助薬的な効果を期待してタペンタドールを追加することにより，疼痛と眠気のバランスが良好になった患者さんもいました．デュロキセチンを追加した後で，副作用に困るケースに遭遇した際には，思い出してみてください．

▍呼吸困難が生じた場合の併用

　呼吸困難が出現した際，オキシコドンやフェンタニルにモルヒネを少量だけ

[*2] 脳から脊髄にノルアドレナリンとセロトニンが放出され，痛み刺激の伝達を抑制するように作用する働きです．

追加することで痛みと呼吸困難の両方が落ち着くことはよくあります．この場合にも，すべてをモルヒネに変更してしまうと眠気やせん妄を招く可能性があるので，バランスを見て両者を調整することが大切です．

　特に，腎不全を併発しているような場合には，内服であればモルヒネ水（1 mg/10 mL〜3 mg/10 mL）を1日2〜3回ぐらいで開始すると良いと思います．内服ができなければ，モルヒネ持続注射を少量（1.2〜4.8 mg/日）から開始してみてはいかがでしょうか．モルヒネ注（10 mg/1 mL）を生食9 mLと混注し（計10 mL），これを0.05 mL/時で投与すると1.2 mg/日になります．この際に気をつけなければならないのは，レスキュー薬を先に投与しているオピオイド鎮痛薬にするのか，後から追加したモルヒネにするのかです．

　例えば，このようなケースです．フェンタニル注を持続投与していた患者さんが呼吸苦を訴えたため，モルヒネを少量から持続投与し始めました．さて，レスキュー薬はどうすれば良いのでしょうか？　正解があるわけではありませんが，痛みに対するレスキューはもともとのオピオイド鎮痛薬，呼吸困難に対するレスキューはモルヒネで良いと思います．

　以上，**合わせ味噌**ならぬ**合わせオピオイド**についてご紹介いたしました．エビデンスは低く，ガイドラインでも推奨されていませんが，困ったときの一つの策としてお勧めします．完全なレシピはありませんが，経験豊富な医師に相談しながら，少しずつレパートリーを増やしてみてはいかがでしょうか．

◆参考文献
1) Mercadante S, Villari P, Ferrera P, et al. Addition of a second opioid may improve opioid response in cancer pain: preliminary data. Support Care Cancer. 2004; 12: 762-6.
2) 成田 年, 葛巻直子, 新倉慶一, 他. オピオイドトランスレーショナルリサーチの最前線：μ受容体の多様性と疼痛下でのオピオイド依存不形成機構. Anesthesia 21 Century. 2009; 11: 66-75.
3) Furst P, Lundstrom S, Klepstad P, et al. The use of low-dose methadone as add-on to regular opioid therapy in cancer-related pain at end of life: a national swedish survey in specialized palliative care. J Palliat Med. 2020; 23: 226-32.
4) Furst P, Lundstrom S, Klepstad P, et al. Improved pain control in terminally ill cancer patients by introducing low-dose oral methadone in addition to ongoing opioid treatment. J Palliat Med. 2018; 21: 177-81.

JCOPY 498-05734

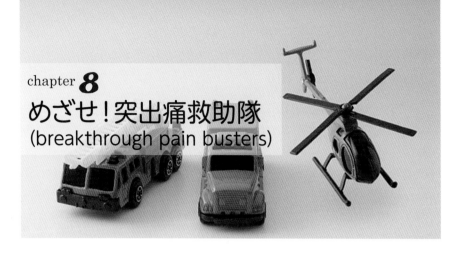

chapter **8**
めざせ！突出痛救助隊
(breakthrough pain busters)

ポイント

- レスキューは迅速・的確・確実に
- ソムリエのようにレスキュー薬を選ぶ
- 複数のレスキュー薬を使いこなす

突出痛

　突出痛は，突然襲ってくる痛みです．約6割のがん患者さんが経験すると言われています[1]．痛みの要因によって様々ですが，骨転移による痛みなどでは，動いたときに痛みが出ます．これはある程度予測できる痛みですので，患者さんが体の動かし方やタイミングを自分で整えていることがあります．もっと厄介なのは，予測できない突然の痛みです．患者さんからすると，「痛み止めを飲んでいるのに，こんなに強い痛みが出るなんて」，と不安になることでしょう．ここは，説明が必要です．がんによる痛みのパターンとその際にレスキュー薬を追加するということを正しく伝えなければなりません．

　突出痛は，出現し始めてから5〜10分程度でピークに達して，1時間ぐらいで自然に和らぐことも知られています[2]．ですので，レスキュー薬を服用した後に1時間ぐらいで効いてきたというのは，その薬の効果というよりは自然に痛みが落ち着いただけなのかも知れません．

　突出痛はQOLを低下させ[3]，経済的にも負担になることもわかっています[4]．

8

めざせ！突出痛救助隊 (breakthrough pain busters)

▌医療現場のレスキュー隊

　レスキュー薬という呼称は，よく考えられた言葉であると思います．事故や災害などの際に，救助することもレスキューです．私たちは，さしずめがん疼痛のレスキュー隊でしょうか．レスキュー隊の役割は，より迅速に出動し，現場の状況を的確に判断し，確実に救助することでしょう．がん疼痛におけるレスキューは，これに加えて未然に防ぐという役割もあります．

　海上で遭難した場合には，ビーコンという電波を発信する機器があります．これを察知すると海上保安庁が出動します．映画の『海猿』などでレスキュー部隊の活躍をご覧になったことがあると思います．山では無線でSOSの知らせを受けた山岳救助隊，路上では警察や救急隊，火事であれば消防隊などがレスキュー隊となります．

　医療現場でのレスキュー隊は，入院中であれば看護師，医師，薬剤師などが相当しますが，レスキュー隊のリーダーはなんといっても看護師です．ナースコールこそが，頼みの綱です．在宅では，患者さん本人やご家族，訪問看護師，在宅医でしょうか．そう，私たちは，**突出痛救助隊 (breakthrough pain busters：BPB)** なのです．迅速，的確，確実に，突出痛から患者さんを救い出さなければなりません．

　写真 **図8-1** は，第20回日本緩和医療学会学術大会（2015年6月開催）のランチョンセミナーで講演をする際に自作したヘルメットです．座長は，当時

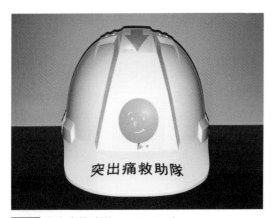

図8-1 突出痛救助隊のヘルメット

の理事長でおられた京都府立医科大学の細川豊史教授でした．当時，私は理事になったばかりで，打ち解けたお話ができるような間柄ではなかったのです．それでも，前日の理事会で，ヘルメットを被っていただきたいことを恐る恐る申し上げたところ，二つ返事で「よしやるかっ」と快諾されました．講演直後に，2人で同じヘルメットを被って敬礼したことは，今でも楽しい思い出になっています．

┃ セルフレスキュー

在宅では，患者さんご本人もレスキュー隊の一員です．そこで重要なのが，自己効力感を高めることです．つらい痛みがあっても自分で何とかできるという自信は，家での生活を安心して継続できることにつながります．薬をあまり使いたくない，我慢していれば痛みがなくなると言って，レスキューを使わない患者さんもおられます．

もし患者さんが，痛みを積極的に和らげることの意味やレスキューの役割を理解できていない場合はとても残念です．患者さんの理解や希望を確認しつつ，積極的なレスキューの服用を勧めてみましょう．

┃ レスキュー活動に必要なこと

さて，突出痛救助のためにできることを考えてみましょう．まずは，その患者さんに，どのような突出痛が起こりうるかを予測しておくことです．病態，がんや転移がある部位を確認し，どのような種類の痛みがあって，姿勢，移動・移乗動作，食事，排泄，入浴，検査，環境など，突出痛が起こりうる条件を把握しなければなりません．これは，地震や洪水などの危険性を想定する防災マップを作成することに似ています．

次に備えです．病棟でも在宅でも，いつでも使えるようにレスキュー薬を準備しておく必要があります．病院では，施設によって規則があると思いますが，せめて1回分のレスキュー薬はベッドサイドに置いておける態勢が望ましいです．夜間は看護師が少ないので，痛みが出てナールコールで呼んでから，レスキュー薬を飲むまでに10分以上はかかるのではないでしょうか．少しでも早く突出痛への治療を行う方が望ましいのですから，いつでも手元にレスキュー薬があればどれだけ安心なことでしょう．自然災害を想定して，食料・水・装

備などを備蓄しておくことと同じです.

▌レスキュー薬の選択

　レスキュー薬はどんなものを準備すれば良いのでしょうか？　標準的には,
定期的に投与しているオピオイド鎮痛薬によって決まります. MS コンチン®
にはオプソ®, オキシコンチン®にはオキノーム®, ナルサス®にはナルラピド®
です. フェンタニル貼付剤ではやや異なります. 必ずしも, 経粘膜性フェンタ
ニル (アブストラル®舌下錠, イーフェン®バッカル錠) を用いなければならな
いというわけではありません.

　レスキューには 2 つの異なる目的があります. 一つは, オピオイド鎮痛薬を
開始して間もない時期に, 定時投与量を調整するためのレスキューです. こち
らは, 定時投与オピオイドと同じものを用いることが望ましく, レスキュー薬
の量は 10～20% が目安です. 一方, 定時投与量が定まった時点からのレス
キュー薬は, 他のオピオイド鎮痛薬を用いることもあります. 突出痛の治療が
メインとなった場合には, 突出痛のパターンやタイプに合ったオピオイド鎮痛
薬を用いる方が良いとも言われています. また, 投与量も 10～20% に固執す
るのではなく, その患者さんの突出痛に見合った量に調整することが必要です.

　モルヒネ, オキシコドン, ヒドロモルフォンなどのレスキュー薬と経粘膜性
フェンタニルには大きな違いがあります. 経粘膜性フェンタニルの場合には,
速やかに吸収されること, フェンタニルが血中から脳内への移行が速いことな
どから, 急激に意識障害などが生じる可能性があるのです[5]. ですから, 経粘
膜性フェンタニルの場合には, より慎重に用量調整を行う必要があると言われ
ています.

▌レスキューの費用

　経済的な面から考えてみましょう. 30 年前の話ですが, 山で遭難した人をヘ
リコプターで捜索したところ, 1 時間で 20 万円かかったそうです. 現在は, 1
時間で 50 万円以上らしいです. 一方, 海上で救助された知人の話によると,
海上保安庁が出動しても経済的な負担はなかったそうです.

　患者さんにお渡しするレスキュー薬は, 決して安いものではありません.
表8-1 にレスキューごとの金額をまとめてみました. 仮にレスキューとして経

JCOPY 498-05734

表8-1 日本で利用可能なレスキュー薬と薬価

オピオイド	商品名	用量	薬価（円）	モルヒネ30 mg相当（円）
オキシコドン	オキノーム®散	2.5 mg	56.8	471.4
		5 mg	114.2	
		10 mg	226.8	
		20 mg	471.4	
	オキシコドン内服液	2.5 mg	89.2	545.5
		5 mg	163.1	
		10 mg	298.3	
		20 mg	545.5	
モルヒネ	オプソ®内服液	5 mg	115.6	641.1
		10 mg	213.7	
	モルヒネ塩酸塩錠	10 mg	128.1	384.3
	モルヒネ塩酸塩原末	1000 mg	2243.8	67.3
フェンタニル	アブストラル®舌下錠	100 µg	560.8	1350.3
		200 µg	789.5	
		400 µg	1055.9	
	イーフェン®バッカル錠	50 µg	497.4	1651.9
		100 µg	696.2	
		200 µg	955.7	
		400 µg	1361.5	
		600 µg	1577.6	
		800 µg	1884.7	
ヒドロモルフォン	ナルラピド®錠	1 mg	112.6	585.4
		2 mg	206.6	
		4 mg	378.8	

口モルヒネ30 mg相当が必要であったとします．その際，必要となる金額を一番右側に並べてみました．いかがでしょうか．最も高額なものは，イーフェン®バッカル錠の1651.9円です．一方で，最もリーズナブルなものは，モルヒネ原末から作成するモルヒネ水の67.3円です．実に25倍ほどの差が生じてしまいます．もっとも，モルヒネ水を調合するためには，薬剤師の方々の手間が加わりますし，調剤可能な薬局は限られていることでしょうから，薬価以外のことも考えなければなりません．また，経粘膜性フェンタニルには，コストを凌

8

めざせ！突出痛救助隊（breakthrough pain busters）

駕するだけの使い勝手やより迅速な効果が期待できますので，患者さん・ご家族とよく相談した上で製剤を選択することが求められます．そう，ワインを選ぶときに頼りになるソムリエのような存在が必要なのではないでしょうか．

▍予防レスキュー

　動いたとき，食事や排泄のときなどに，決まって痛みが生じることがあります．事前にレスキュー薬を服用して，痛みの閾値を上げる（痛みを感じにくくする）ことが行われています．通称**予防レスキュー**（英語では prophylactic rescue dose）と呼ばれます．予防レスキューを使う場面を想定してみましょう．処置前，検査前，ケア（入浴，清拭，褥瘡ケア，吸引，便処置など）の前，食事前，移動前，散歩前，外出前，面会前など多くの場面が浮かんできます．姿勢や動きが痛みで制限されるのであれば，レスキュー薬を上手に利用する方法は有効です．

　ところが，予防レスキューをどのタイミングで使うか，投与量は通常のレスキューと同じで良いのかどうかなど，明確な基準はありません．予防レスキューに関する臨床研究は非常に少ないのです．一般的には，通常のレスキューと同じ量を処置や行為の 30 分ぐらい前に使うことが多いのではないでしょうか．国内外のガイドラインなどを眺めてみると，モルヒネなどの速放性オピオイド製剤を 20〜30 分前に投与することが推奨されています．以前，私たちがまとめた報告では，予防レスキューを通常のレスキューと比較しても安全面での問題はなさそうでした[6]．

▍眠前レスキュー

　あまり一般的ではないのでしょうが，**眠前レスキュー**というものが存在します．寝ている間に痛くなるのが心配なので，就寝前にレスキューを服用しておきたいという患者さんが在宅でも病棟でも少なからずおられます．入院中の場合，夜勤の看護師さんから「眠前のレスキューを使って朝までぐっすり眠れていました」，と報告を受けます．本当でしょうか？　レスキューの効果は数時間もないはずですので，翌朝まで持続することは考えにくいです．にもかかわらず，痛みが落ち着いていたというのはレスキュー薬の効果よりも安心感であったのかも知れません．

当初，私は眠前レスキュー反対派でした．毎晩，不安を解消するために服用するのは，本来のレスキュー薬の使い方ではないので，なるべく止めるようにしていました．ある日，ご高名な先生とお話する機会があったので，恐る恐る聞いてみました．するとその先生は，「確かに正しいとは言えないが，ダメとも言えないな」，「緩和ケア病棟に入院していて，予後も限られているのだろうから，1日1回のレスキューで安心して過ごせるならそれもありなんじゃないかな」と，仰ったのです．その先生こそ，一緒にヘルメットを被った細川豊史先生です．患者さんの状態や希望に合わせて，オピオイド鎮痛薬の投与方法を変幻自在に変えていくことの極意と，人に対する深い優しさを教えられたような気がしました．それ以来，眠前レスキューに関しては寛容になりました．

▌経粘膜性フェンタニルの予防レスキュー

ここで，1つの疑問が生じてきます．経粘膜性フェンタニルを予防レスキューに用いることはできるのかどうかです．厳密には×です．繰り返しますが，血中濃度の急上昇が起こりうるため相当のリスクを伴います．しかし，私が診てきた患者さんの中には，イーフェン®バッカル錠を食前に予防的に服用して，良かったという方もおられました[7]．前立腺がんで頚部リンパ節転移のあった患者さんでした．食事のためにベッドの頭側を上げると，頚部の痛みが生じてしまいました．定期的に MS コンチン®錠 60 mg を服用しており，レスキューのオキノーム®散 10 mg を飲むと眠くなって，食事が美味しく食べられないとのことでした．そこで，イーフェン®バッカル錠を試してみたところ，眠気も痛みもなく食事ができたとたいそう喜ばれました．

患者さんの中には，ベッドの頭部を挙上することすらできない方がたくさんおられます．当然，内服が難しいため，レスキュー薬の投与経路が注射に限定されることも多々あります．坐剤という選択肢はありますが，全員が納得できる処置ではないと思います．このような場合，医療従事者が意識状態や呼吸状態をしっかりとモニタリングできる環境下であるならば，経粘膜性フェンタニルを予防レスキューとして用いることも検討の余地があるのではないでしょうか．そのためには，最小用量の製剤が望ましく，日本ではイーフェン®バッカル錠が選択肢になると思います．

レスキュー隊の方々は，いつでも出動できるように準備を怠らないはずです．私たち **BPB（breakthrough pain busters）** も同じです．いつでもどこでも出動できるように，日々のトレーニングを怠らず，レスキュー薬を準備しておきたいものです．

◆参考文献

1) Deandrea S, Corli O, Consonni D, et al. Prevalence of breakthrough cancer pain: a systematic review and a pooled analysis of published literature. J Pain Symptom Manage. 2014; 47: 57-76.
2) Davies A, Buchanan A, Zeppetella G, et al. Breakthrough cancer pain: an observational study of 1000 European oncology patients. J Pain Symptom Mauage. 2013; 46: 619-28.
3) Green CR, Montague L, Hart-Johnson TA. Consistent and breakthrough pain in diverse advanced cancer patients: a longitudinal examination. J Pain Symptom Manage. 2009; 37: 831-47.
4) Fortner BV, Okon TA, Portenoy RK. A survey of pain-related hospitalizations, emergency department visits, and physician office visits reported by cancer patients with and without history of breakthrough pain. J Pain. 2002; 3: 38-44.
5) 李 美於, 新城拓也. フェンタニル舌下錠を投与後, 6 時間の意識障害をきたした 1 例. Palliat Care Res. 2015; 10: 527-30.
6) Tanaka R, Ishikawa H, Sato T, et al. Safety profile of prophylactic rescue dosing of immediate-release oral opioids in cancer patients. J Pharm Health Care Sci. 2018; 4: 25.
7) Osaka I, Ono S, Aikawa A, et al. Prophylactic use of fentanyl buccal tablets for predictable breakthrough pain: a case report. J Palliat Care Med. 2014; 4: 5.

JCOPY 498-05734

レスキュー・ドーズは存在しない

　突出痛に関しては，本章でも解説しましたが，救助隊はレスキューです．私たちがレスキューと言うときは，オプソ®やオキノーム®や注射剤でのボーラス投与（早送り）などのことを意味しています．しかし，このレスキューに関して，日本人特有の方言が生まれてしまいました．それは，**レスキュー・ドーズ**という呼び方です．英語表記は rescue dose ですが，発音記号は【réskju:】【dóus】です．そう，**ドース**が正解なのです．残念ながら，国内の刊行物から添付文書まで**レスキュー・ドーズ**という記載が残っています．お恥ずかしながら，私の施設でも電子カルテのフォーマットにもドーズが残っていました．せっかくならば正しく発音するように心がけたいものです．

　医療分野では，言葉が一人歩きすることが多いです．例えば，**頻回（ひんかい）**です．もともとは頻繁なのですが，いつのまにか幅広く用いられています．**施行（しこう）**もそうです．診療録や論文などで，CT 検査を施行などのように用いられることが多いです．本来は，政策を実行することや法令の効力を現実に発生させるという用語なのですが，いつのまにか定着してしまいました．

　Informed consent（IC）も似ています．もともとは，**医師と患者さんとの十分な情報を得た（伝えられた）上での合意**という意味ですが，病院の中では「これから IC します」，「○○先生は今，IC 中です」などのように使われてしまっています．本来は，患者さんからいただくもの（合意）ですので，するとかしないとかいうものではありません．

　言葉は時代や場所によって変わっていくものですから，こだわり続ける必要もないのでしょうが，発音を間違えることは恥ずかしいですね．

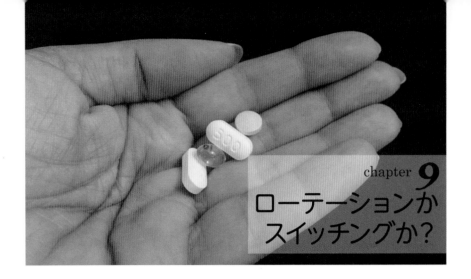

chapter 9

ローテーションか
スイッチングか?

- 鎮痛効果を高めるためにオピオイドを変更する
- 副作用を軽減するためにオピオイドを変更する
- ローテーションでもスイッチングでもどちらでも良い

　オピオイド鎮痛薬を変更することは，**オピオイドローテーション**（opioid rotation）あるいは**オピオイドスイッチング**（opioid switching）と呼ばれます．実は，この2つの呼称に関して国内外のコンセンサスはありません．ここでは，日本緩和医療学会編集の「がん疼痛の薬物療法に関するガイドライン」における用語の変化からオピオイドの変更を考えてみます．

▌2010年ではローテーション

　日本緩和医療学会が編集したがん疼痛の薬物療法に関するガイドライン2010年版では，**オピオイドローテーション**という用語が用いられており，次のように定義されていました[1]．

　オピオイドローテーションとは，「オピオイドの副作用により鎮痛効果を得るだけのオピオイドを投与できない時や，鎮痛効果が不十分な時に，投与中のオピオイドから他のオピオイドに変更すること」です．さらに，「オピオイドの投与経路の変更をオピオイドローテーションに含む場合があるが，本ガイドラインでは薬物の変更のみをオピオイドローテーションと定義する」とされてい

JCOPY 498-05734

ます.

　その適応となるのは，① 副作用が強くオピオイドの投与の継続や増量が困難な場合，② 鎮痛効果が不十分な場合とされていました．①の例として，高度な腎機能障害のある患者さんに対して，モルヒネからオキシコドン，フェンタニルへの変更することが挙げられていました．なぜ，オピオイド鎮痛薬を変更すると①や②が解決できるのでしょうか？　一つの理由として，ch.3 "unlearn" の重要性 ▶p.14 で触れたように，μオピオイド受容体に結合するオピオイドによって，細胞内のシグナル伝達が異なり，鎮痛効果と副作用に差が生じることが考えられます．また，代謝産物の影響も考えられます.

▌投与経路の変更はいずれでもない

　ここで，大切なことがあります．投与経路の変更はオピオイドローテーションに含まれないということです．例えば，MS コンチン®の内服をモルヒネ持続皮下注射に変更した場合は，同じモルヒネ同士ですのでローテーションやスイッチングには相当しません．しかし，他のガイドラインでは，広義のローテーションに含まれていることもありますので，注意が必要です[2].

▌不完全交差耐性

　2010 年版のガイドラインでは，オピオイド鎮痛薬を変更するメリットの根拠として，不完全交差耐性という現象が解説されていました．交差耐性というのはある生物が，1 種類の薬物に対して耐性を獲得すると同時に，同じような構造を持つ別の種類の薬剤に対する耐性も獲得してしまうことです．オピオイド鎮痛薬においては，この交差耐性が不完全ですので，あるオピオイド鎮痛薬の鎮痛効果が低下しても別の薬剤に変更することで鎮痛効果の回復を期待できると考えられています.

▌2014 年版ではオピオイドスイッチング

　2014 年版は前版のマイナーチェンジでしたが，オピオイドローテーションからオピオイドスイッチングに変更されており，スイッチングとローテーションの違いにまで言及されていました[3]．さらに，臨床疑問の本文の中では，スイッチングという用語が記載されていました.

オピオイドスイッチングとは,「オピオイドの副作用により鎮痛効果を得る
だけのオピオイドを投与できない時や, 鎮痛効果が不十分な時に, 投与中のオ
ピオイドから他のオピオイドに変更すること. オピオイドローテーションとも
いうが, この場合は, **数種類のオピオイドを順に変更していくことを指すため**,
意味が異なる. 本ガイドラインでは, 日本の状況を鑑みオピオイドスイッチン
グを用いることとした.」

2020 年版では区別しなくなった

2020 年版のガイドラインにおいては, 推奨文の中にローテーションやス
イッチングという用語さえなくなりました[4]. しかし, **ガイドライン委員会で
検討したが, 根拠が乏しかったために解説文に記載しなかったこと**の記載があ
ります. 全文を読んでみましょう.

「委員会では, オピオイドの変更を, オピオイドスイッチ, オピオイドスイッ
チング, オピオイドローテーションのいずれの用語を用いるか討論した. 前版
ではオピオイドの変更(オピオイドスイッチング)と表記したが, 最終的には,
**用語を統一するよりも判読しやすさ(リーダビリティ)を重視して, オピオイ
ドの変更と表記した.** 他のがん疼痛に関するガイドラインでは, opioid
switching, opioid rotation の用語が並列で表記されている.」

この文章からも, オピオイド鎮痛薬の変更に関する用語には, 国際的なコン
センサスが得られていないということがわかります. 共通していることは, 変
更する際の注意点として, 換算表に基づいて変更する, 患者さんの状態に合わ
せて少量から開始することなどの注意点は記載されています. しかし, 投与して
いるオピオイド鎮痛薬が効いていないと判断するポイントがわからないのです.

このガイドラインの最後に,「オピオイドの投与量を適切に増量しても痛み
が持続しかつ, 経口モルヒネ換算で 100 mg/日以上」などの基準が紹介されて
いました.

見極めるポイント

そこで, 一緒に仕事をしている薬剤師さんに文献レビューをしてもらったの
ですが, 結論として, **もはやこれまで(オピオイドが効いていない)**と見極め
るコンセンサスが存在しないということがわかりました. エビデンスがないと

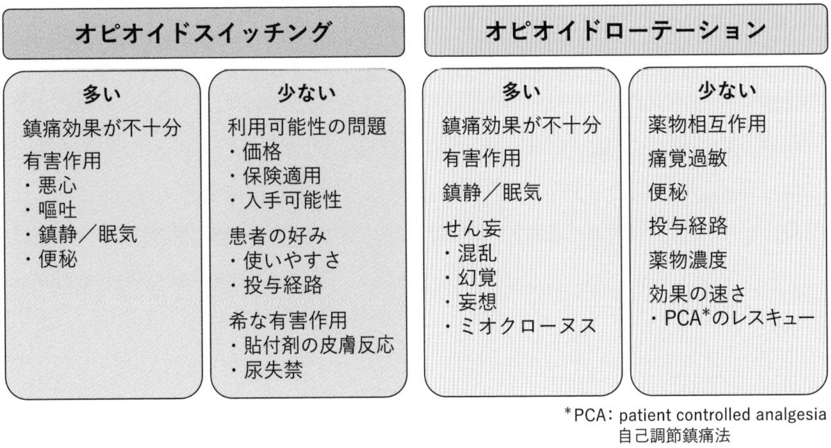

オピオイドスイッチング		オピオイドローテーション	
多い	**少ない**	**多い**	**少ない**
鎮痛効果が不十分 有害作用 ・悪心 ・嘔吐 ・鎮静／眠気 ・便秘	利用可能性の問題 ・価格 ・保険適用 ・入手可能性 患者の好み ・使いやすさ ・投与経路 希な有害作用 ・貼付剤の皮膚反応 ・尿失禁	鎮痛効果が不十分 有害作用 鎮静／眠気 せん妄 ・混乱 ・幻覚 ・妄想 ・ミオクローヌス	薬物相互作用 痛覚過敏 便秘 投与経路 薬物濃度 効果の速さ ・PCA*のレスキュー

＊PCA: patient controlled analgesia
自己調節鎮痛法

図 9-1 オピオイド変更のきっかけとなる状況
(Slatkin NE. Curr Med Res Opin. 2009; 25: 2133-50[5])

しても，専門家が意見を出し合ってある程度の基準を示していただけると良いのではないかと思います．因みに，オピオイドを変更する際の best practice（最も良い治療方法）については，2009 年に専門家の意見としてまとめられているものがあります[2]．この中では，オピオイドを変更する際には，換算表で得られた等鎮痛用量から 25～50％程度減量することが推奨されています．

┃ローテーションとスイッチングを区別する

　国際的なコンセンサスがない中，Slatkin 先生だけはこの 2 つを明確に区別しています[5]．**図 9-1** をご覧下さい．スイッチングというのは，オピオイド鎮痛薬を開始して間もない頃に鎮痛効果がない場合あるいは副作用で継続できない場合に変更することです．ここまで論じてきたことのほとんどがこちらに当てはまります．一方のローテーションはというと，オピオイド鎮痛薬を長く使用してきた際に症状や問題が生じてきた際に変更することを意味しています．国際的なコンセンサスは得られていないようですが，私はこの考え方がとてもわかりやすいと思いました．ch.3 "unlearn" の重要性の **図 3-2** ▶p.19 の中で，左側の A で変更する場合がオピオイドスイッチング，右側の B で変更する場合はオピオイドローテーションとなるわけです．

大切なことは用語ではない

　結論から言うと，ローテーションでもスイッチングでもどちらでも良いと思います．大切なことは，① オピオイドの鎮痛効果は患者さんによって差があるということ，② 初めは効いていても効かなくなってくる時期があるということ，そして，③ いずれの場合にも躊躇せずにオピオイドを変更するということにつきます．この3つのことを意識するだけでもがん疼痛治療のスキルはアップすると思います．

◆参考文献
　1） 日本緩和医療学会，編．がん疼痛の薬物療法に関するガイドライン 2010．東京: 金原出版; 2010.
　2） Fine PG, Portenoy RK. Establishing "best practices" for opioid rotation: conclusions of an expert panel. J Pain Symptom Manage. 2009; 38: 418-25.
　3） 日本緩和医療学会，編．がん疼痛の薬物療法に関するガイドライン 2014．東京: 金原出版; 2014.
　4） 日本緩和医療学会，編．がん疼痛の薬物療法に関するガイドライン 2020．東京: 金原出版; 2020.
　5） Slatkin NE. Opioid switching and rotation in primary care: implementation and clinical utility. Curr Med Res Opin. 2009; 25: 2133-50.

JCOPY 498-05734

「薬剤」

に関すること

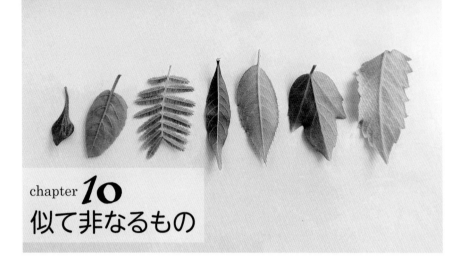

chapter *10*
似て非なるもの

- 様々なオピオイド鎮痛薬の特徴を理解する
- 患者さんに合ったオピオイド鎮痛薬を選択する
- 細部にこだわる

　オピオイド鎮痛薬には様々な種類のものがあり，剤形が異なるものもあります．ここでは，現在日本で市販されている製剤を比べてみましょう．

▌MS コンチン®錠とオキシコンチン®錠

　MS コンチン®の原料であるモルヒネは，1803 年にドイツの薬剤師フリードリヒ・ゼルチュルナーがアヘンから抽出しました．夢のように痛みを和らげてくれることから，夢の神 **Morpheus（モルフェウス）**に因んで命名されました．その徐放性製剤である MS コンチン®の名称の由来は，モルヒネ（**mor**phine）＋硫酸（**s**ulfate）＋持続性（**contin**uous）＋錠（tablet）です．製剤から成分が緩徐で連続的に放出されるため，血中濃度が維持できるように工夫されています．レスキュー薬は，オプソ®内服液ですが，その名の由来はオピオイド（**op**ioid）の液剤（**so**lution）から考案されたようです．

　オキシコドンは，アヘンからコデインとモルヒネを製造する過程で生じるテバインから合成される半合成オピオイドです．1916 年に Martin Freund と Edmund Speyer らにより合成されました．オキシコンチン®は，オキシコドン

（oxycodone）＋塩酸（hydrochloride）＋持続性（continuous）＋錠（tablet）から命名されました．レスキュー薬は，オキシコドン（oxycodone）のノーマル（normal）な経口用製剤として，オキノーム®と命名されました．また，注射剤は，オキシコドン（oxycodone）＋効果が速い（fast）という意味で，オキファスト（oxifast）となります．

モルヒネとオキシコドンではかなり違いがあります．まず，生物学的利用能*1（bioavailability）が異なります．モルヒネは19〜47％（平均25％）であるのに対してオキシコドンは50〜87％（平均60％）です．モルヒネはグルクロン酸抱合を受け，44〜55％がモルヒネ-3-グルクロニド（M3G）へ，9〜10％がモルヒネ-6-グルクロニド（M6G）に代謝されますが，後者には鎮痛活性があります．一方，オキシコドンの代謝はチトクローム P450 の CYP2D6 および CYP3A4 により代謝されます．こうした違いが，等鎮痛力価表におけるモルヒネ：オキシコドン＝1：1.5 などに反映されています．さらに，ch.3 "unlearn" の重要性 ▶ p.14 でも触れましたが，μ オピオイド受容体に結合してからの細胞内での働きが異なります[1]．同じコンチンという名前がついていますが，この2剤にはこれだけの違いがあります．

▌徐放性

徐放性という単語を考えてみます．「放」は，製剤から薬剤成分が「放出」されるという意味ですので，"release" で良いと思います．問題は「徐」という単語です．英語では，prolonged, extended, controlled, sustained など様々な用語が用いられています．論文などでは，モルヒネ（sustained），オキシコドン（controlled），タペンタドール（prolonged/extended）などが用いられることが多い印象です．特に意味はないのかも知れませんが，各々の放出機構に応じた単語が当てはめられているのかも知れません．

▌オキシコンチン®錠とオキシコンチン® TR 錠

オキシコンチン® TR 錠は，オキシコンチン®錠にひと工夫加えた製品です．米国では，オピオイドによる社会の危機的状況（オピオイドクライシス）が生

---

*1 投与された薬物のうち何パーセントが全身血液中に吸収されたかを示します．

じました．オキシコドンを粉砕して吸引したり注射したりするような乱用を防止するために，特殊な剤形に変更することを余儀なくされました．同様の技術はタペンタドールにも用いられており，ハンマーなど叩いても割れにくい構造となっています．米国では過去に，tamper-resistant（不正開封防止装置付き）という意味で TR と表記されていた時期もあったようですが，FDA が abuse-deterrent という用語に統一しています．日本では，TR という用語は time-release（徐放性）という意味で用いられています．

　薬を飲み始めてから眠気が強かったりすると，錠剤を半分に割ってみたくなるのが人情でしょう．以前は，オキシコンチン®を半分にして服用していたという患者さんにも会ったことがあります．決して，患者さんを責めることはできません．まずは，減らしたくなった理由を尋ねる必要があります．眠気，吐き気や便秘が強かったのかも知れませんし，副作用はなくてもそのうち効かなくなってしまうのではないかと心配していたのかも知れません．

　余談ですが，メサペイン®錠（メサドン）には 5 mg 錠と 10 mg 錠の 2 種類があるのですが，いずれも真ん中に割線らしき線が入っているのです．まさに，**割って下さい**と言わんばかりです．実は私の患者さんも，量を減らしてみたかったとの理由で，ご自分で半分に割って飲んでいた方がおられました．事前に説明をするなどの注意が必要であると思います．これを逆手にとって，微量から開始したい場合には，2.5 mg から開始できなくもないのでしょうが，添付文書上は正しい使い方ではありません．

▌デュロテップ®MT パッチ，ワンデュロ®パッチとフェントス®テープ

　この 3 剤は同じ経皮吸収型製剤（フェンタニル貼付剤）ですが，実は大きな違いがあります．例えば，デュロテップ®MT パッチ 4.2 mg，ワンデュロ®パッチ 1.7 mg とフェントス®テープ 2 mg はいずれも推定平均吸収量が 0.6 mg/日と同等です．しかし，相当する経口モルヒネの投与量が前 2 者は 45〜134 mg/日であるのに対して，後者は 30〜89 mg とやや少なくなっています 表10-1．同じフェンタニル貼付剤であるにもかかわらず，換算比が異なります．実は，フェンタニル貼付剤の生体内利用率には幅があり，計算上 57〜146%（平均92%）です．以前，フェンタニル持続静注 1.2 mg をデュロテップ®MT パッチ 8.4 mg へ変更した際に，眠気が強くて減量したことがあります．過吸収が

JCOPY 498-05734

表10-1 推奨される換算比

推定平均吸収量（mg/日）	0.15	0.3	0.6	1.2	1.8
デュロテップ®MTパッチ	—	2.1 mg	4.2 mg	8.4 mg	12.6 mg
	—	<45	45〜134	135〜224	225〜314
ワンデュロ®パッチ	—	0.84 mg	1.7 mg	3.4 mg	5 mg
	—	<45	45〜134	135〜224	225〜314
フェントス®テープ	0.5 mg	1 mg	2 mg	4 mg	6 mg
	≦15	16〜29	30〜89	90〜149	150〜209

上段：貼付用量，下段：モルヒネ経口剤（mg/日）

生じたものと考えています．

　他のオピオイド鎮痛薬からフェタニル貼付剤への変更は，添付文書の換算比に従えば良いと言われています[2]．国内では，これまであまり大きな問題は起きていないようですので，それほど神経質にならずに，経口モルヒネ60 mg≒デュロテップ®MTパッチ4.2 mg≒ワンデュロ®パッチ1.7 mg≒フェントス®テープ2 mgと換算すれば良いと思います．ただ，吸収の程度には個人差があることを知っておいた方が良いと思います．

▌意外な相違点

　実は，この3剤には相違点がまだあります．ここまでの文章を読んでいてお気づきになりましたでしょうか？　デュロテップ®MTパッチとフェントス®テープの場合，登録商標®は「プ」，「ス」の右下になりますが，ワンデュロ®パッチの場合には，®は「ロ」の右上になります．一般的には®は商品名の右上につけられることが多いのですが，デュロテップの場合には「プ」の隣になると見えにくくなってしまうからなのでしょうか？　製薬会社にも確認してみたのですが，理由は定かではありませんでした．ただ，®は上でも下でもどちらにつけても良いということを聞いたことがあります．些細なことですが，細部にこだわることの例としてご紹介しました．

　デュロテップという名称の由来は，Duration（特技）の意味と，貼付剤であるという剤形上の特徴をイメージするものとして命名されたそうです．フェントス®はフェンタニルのフェンと，製造したのが久光製薬であり，本社が佐賀県の鳥栖（とす）市なのでフェントスというネーミングになったそうです．因

みに同社の代表的製剤であるモーラステープのモーラスというのは**世界を網羅する**という意味を込めてネーミングされたそうですが，リウマチにも保険適応されており，膏薬では世界一になったそうです．見事に，モーラ（網羅）したのでしょう．

▎オプソ®内服液，オキノーム®散，ナルラピド®錠

いずれもレスキュー薬であることには変わりがありません．最も後から登場してきたナルラピド®錠は，他の2製剤と大きく異なることをご存知でしょうか？　レスキュー薬は一般的には，徐放性製剤に対して速放性製剤と呼ばれることが多いです．英語では，"immediate-release"になります．オプソ®内服液，オキノーム®散は，「速放性」という範疇になっているのに対して，実はナルラピド®錠は「即放性」なのです[3]．いずれも製剤の放出機構という点では同類ですが，製造した第一三共が先行するレスキュー製剤とは差別化をするために，「即（すぐに）」という願いを込めたためであったと記憶しています．ここで，即を"rapid"と訳してしまうと，経粘膜性フェンタニル（アブストラル®舌下錠・イーフェン®バッカル錠）と混同しやすいので注意が必要です．

▎後発医薬品

医療費抑制という大義名分のもと，後発医薬品を積極的に用いるように国から求められています．根本的な考え方には納得できるものがありますが，現場では様々な問題が生じています．がん疼痛治療における「いろは」の「い」に相当するNSAIDsに関する話です．ある時期から，私が勤務していた病院でも先発医薬品のロキソニン®錠からロキソプロフェンナトリウムの後発医薬品に変わってしまいました．複数の患者さんから，効かなくなったという声を耳にしました．

残念ながら，これは事実です．身近なところでは，女性スタッフに聞いてみればわかります．生理痛に対してNSAIDsを服用している方がおられますが，後発医薬品に変えてから効きが悪くなったことを実感されています．ある患者さんは，「どうしてもロキソニンを処方して欲しい」と懇願されたのですが，薬剤部に相談してもそれはできないと一蹴されてしまいました．その患者さんは，「わかりました．ロキソニンだけは近くのクリニックで処方してもらいます

JCOPY 498-05734

ので，先生は他の薬だけ処方してください.」と言われ，実際にその通りにしていました.

　同じような経験は，抗精神病薬でもありました. あるとき，不安に対してソラナックス®錠を処方していた患者さんが2名いました. 同時期にアルプラゾラムの後発医薬品に切り替えざるを得なかったのですが，2人とも次の外来受診時に全く同じことを言ったのです.「先生，あの薬，眠気は出るけど不安がとれない. 止めて下さい.」こうした経験から，私の後発医薬品に関する見方が一変しました. 主成分そのものは同じはずなのですが，化合物や製剤の微妙な違いが薬効に影響しているらしいのです. 国の政策という考え方は理解できます. しかし，本当にこれで良いのでしょうか？　もし，このことを知らなければ，患者さんはロキソプロフェンやアルプラゾラムが効かない痛みや不安というレッテルを貼られてしまいます. 後発医薬品が効いていないような場合には，先発医薬品へ戻す方が良いと思います.

▍後発医薬品が効きにくいという思い込み？

　ところが，ロキソニン®錠と後発医薬品を比較した臨床試験が行われていたのです. 慢性疼痛患者さん5例に対して，無作為化クロスオーバー比較試験を行っています[4]. 丁寧なことに錠剤と，粉砕した散剤の両者を用いて試験を実施していました. つまり，1人の患者さんは，ロキソニン®錠，後発医薬品，ロキソニン®錠を粉砕した散剤，後発医薬品を粉砕した散剤の4種類の薬剤を順に服用するという手の込んだ研究でした. 結果として有意差はなく，影響を与えたのはプラセボ効果ではないかとまとめられています. 症例数が少ないことと，盲検化していないことから，この研究だけで結論づけるのは拙速かも知れません. でも，もしかしたら私たちも先入観で評価をしていたのかも知れません. 真実を明らかにするためには，やはり二重盲検比較試験が必須でしょう.

◆参考文献
1) 成田　年, 葛巻直子, 新倉慶一, 他. オピオイドトランスレーショナルリサーチの最前線：μ受容体の多様性と疼痛下でのオピオイド依存不形成機構. Anesthesia 21 Century. 2009; 11: 66-75.
2) Fine PG, Portenoy RK. Establishing "best practices" for opioid rotation: conclusions of an expert panel. J Pain Symptom Manage. 2009; 38: 418-25.

3) 第一三共. Press Release 癌疼痛治療剤「ナルラピド®錠」「ナルサス®錠」新発売のお知らせ 2017. https://www.daiichisankyo.co.jp/files/news/pressrelease/pdf/006649/170619_739_J.pdf（2022 年 5 月 9 日アクセス）

4) 植松卓也, 芹澤健一, 鈴木富仁, 他. クロスオーバー試験によるロキソプロフェンナトリウム水和物の先発医薬品と後発医薬品を比較した慢性疼痛患者 5 例における臨床的効果の検討. 医療薬学. 2020; 46: 531-9.

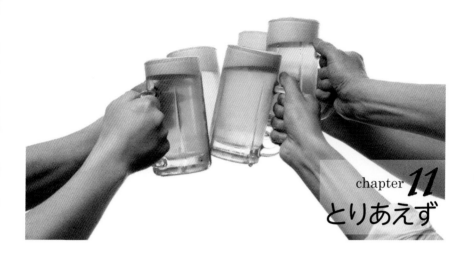

chapter *11*
とりあえず

- 定時のオピオイド鎮痛薬，レスキュー薬，制吐剤，便秘治療薬を
セットで考える
- 使い慣れている薬剤から始める
- 副作用を予防する

　居酒屋さんに入って初めにすることはなんでしょうか？　じっくりとメニューを見る方もおられるのでしょうが，その前に「**とりあえずビール！**」と注文することが多いのではないでしょうか．そして，早く出てきそうな**おつまみ**として，オジサン世代は冷や奴，枝豆，キムチなどが代表的でしょうか．「**とりあえず日本酒**」であれば，**あて**は何にしましょうか？　たこわさや漬物盛り合わせなども良いかも知れませんね.

とりあえずのオピオイド

　では，外来でオピオイド鎮痛薬の導入が望ましいと判断したとき，最初に処方するオピオイド鎮痛薬はなんでしょうか？　ch.3 "unlearn" の重要性 ▶ p.14 でもお伝えしましたが，WHO のガイドラインでは "any opioid"（あらゆるオピオイド）が推奨されています[1]．日本のガイドライン[2]によると，エビデンスレベルの第 1 位はモルヒネですから「とりあえず MS コンチン®」になるのでしょうか？　正解はありませんが，私の印象では「とりあえずオキシコンチ

ン®」が多いような気がします．もちろん，「とりあえずフェントス®」は，あまりお勧めできません．オピオイド鎮痛薬を初めて開始する場合には，至適投与量が不明ですので調節が容易な製剤を用いる方が良いのではないでしょうか．ヒドロモルフォンの場合には，ナルサス®錠ではなく，ナルラピド®錠から開始し，至適投与量が定まった後にナルサス®錠へ変更するという方法が添付文書上にも記載されています．一方，フェントス®テープは，内服が難しい場合や消化管運動に影響を与えたくない場合などには，選択肢として考えておいても良いと思います．

　しかしながら，別の考え方もあります．飲み慣れているからビールを注文するのと同じように，使い慣れているオピオイド鎮痛薬を選択するということも大切な視点です．病院には，複数の医師が在籍しています．医師の異動はよくあることですので，新任の医師が以前の職場で頻用していた薬剤の採用を希望することは十分に考えられます．薬剤部にいる薬剤師の皆さんにとっては，悩ましいことなのではないでしょうか．

▌ビールだけを注文することはない？

　さて，オピオイド鎮痛薬をアルコールに例えると，つまみやあてに相当するものはなんでしょうか？　次回の外来が1〜2週間後であれば，その間に便秘や悪心で困る患者さんがいるかも知れません．副作用対策としての下剤や便秘治療薬，制吐剤は頓用でも良いので，処方した方が良いと思います．実はこれだけでは不十分です．他に，足りないものはなんでしょうか？

　それは，レスキュー薬です．オピオイド鎮痛薬を開始する際には，薬の切れ目の痛みに対する配慮が欠かせません．オキシコンチン®を処方するならオキノーム®，MSコンチン®にはオプソ®というように，レスキュー薬を同時に処方する必要があります．**とりあえず**のビールには，**つまみ**や**あて**も一緒にあった方がお酒も美味しくいただけますね．

▌制吐剤

　制吐剤に関しては，予防的に開始することは必要ないと言われています．日本の研究では，プロクロルペラジンを予防的に投与してもしなくても変わらなかったという結果でした[3]．外来患者さんで，もし吐き気が生じた場合，次回

JCOPY 498-05734

の診察まで我慢をするか，オピオイド鎮痛薬を服用することを自分で判断して止めてしまう可能性があります．ですから，吐き気が出現したときに備えて，制吐剤は頓用で処方しておく方が良いと思います．皆さんは，制吐剤として何を処方されますか？　ガイドラインやマニュアルなどでは，プロクロルペラジン（ノバミン®錠），メトクロプラミド（プリンペラン®錠），ジフェンヒドラミン・ジプロフィリン（トラベルミン®配合錠）などが挙げられています．私は，プロクロルペラジンを処方することが多いのですが，効かなかった場合のリリーフとしてオランザピン（ジプレキサ®，ザイディス®錠など）を合わせて処方することが多いです．

■ 便秘治療薬

便秘対策はどうでしょうか？　日本緩和医療学会のガイドラインでは，オピオイド鎮痛薬と同時に下剤を開始し，その上で，便秘が改善しない場合には，ナルデメジン（スインプロイク®錠）を開始することが推奨されています[2]．この薬剤は，腸管におけるオピオイドの受容体をブロックするという日本で開発された画期的な薬剤です．同様の薬剤は，末梢性μオピオイド受容体拮抗薬（peripherally acting mu-opioid receptor antagonists: PAMORAs）と呼ばれています．これらの薬剤は，あくまでも**便秘治療薬**という位置づけですので，予防的に処方することは推奨されていません．全米総合がん情報ネットワーク（National Comprehensive Cancer Network: NCCN）のガイドラインでも，まずは通常の下剤を開始し無効であったときに PAMORA が推奨されています[4]．

とりあえずの下剤は何にしましょうか？　ナルデメジンは，いつから開始しましょうか？　このあたりは，施設によっても方針が異なるところではないかと思います．悪心や眠気などの他の副作用と異なり，便秘は耐性が生じない，つまりオピオイド鎮痛薬を服用している間は便秘が続くことが知られています．便秘は，私たちが思っている以上に患者さんにとっては深刻な症状の一つです．海外の調査研究では，便秘のためにオピオイド鎮痛薬を自ら中止・減量をする患者さんは 1/3 程度もいることが知られています[5]．

酸化マグネシウムには注意が必要

日本で最もポピュラーな下剤は，酸化マグネシウムでしょう．どこにでもある下剤ですが，実は，日本は酸化マグネシウム大国です．海外では，ポリエチレングリコール（モビコール®）などが主流です．酸化マグネシウムの良いところは安価であること，量の調節がしやすいことなどですが，良くないところもあります．酸化マグネシウム（MgO）は胃内で胃酸（HCl）による化学反応を受け，$Mg(HCO_3)_2$または$MgCO_3$となって初めて浸透圧を発揮します．したがって，胃酸分泌が抑制されている状態では，せっかく服用しても効果が発揮されません．つまり，H_2ブロッカーやプロトンポンプ阻害剤（PPI）などと酸化マグネシウムを併用することは望ましくないということです．がん疼痛のある患者さんは，NSAIDs と H_2ブロッカーや PPI を同時に服用していることが多いので注意が必要です．

メカニズムに応じた便秘治療

私は，比較的早めにナルデジンを処方することが多いです．高齢，脆弱，呼吸困難で酸素療法を受けている，腹圧がかけにくい，腹水貯留で膨満感がある，もともと便秘がち，などの患者さんでは，オピオイド鎮痛薬開始と同時に処方をします．がん疼痛治療を痛みの機序に応じて治療をするのであれば，オピオイド誘発性便秘症も原因から治療する方が良いのではないでしょうか．便秘になってからナルデジンを開始するよりも，早い時期から開始する方が良いとも言われています[6]．

オピオイド鎮痛薬を開始するとき，かならず下剤・便秘治療薬，制吐剤，そしてレスキューという肴をセットで処方することをお忘れなく．

◆参考文献
1) WHO guidelines for the pharmacological and radiotherapeutic management of cancer pain in adults and adolescents. 2018. https: //www.who.int/publications/i/item/9789241550390（2022 年 5 月 9 日アクセス）
2) 日本緩和医療学会，編．がん疼痛の薬物療法に関するガイドライン 2020．東京: 金原出版; 2020.
3) Tsukuura H, Miyazaki M, Morita T, et al. Efficacy of prophylactic treatment for oxycodone-induced nausea and vomiting among patients with cancer pain (POINT):

a randomized, placebo-controlled, double-blind trial. Oncologist. 2018; 23: 367–74.

4) National Comprehensive Cancer Network. Adult Cancer Pain Version 2.2021. https://www.nccn.org/professionals/physician_gls/pdf/pain.pdf (2022 年 5 月 9 日 アクセス)

5) Bell TJ. Panchal SJ, Miaskowski C, et al. The prevalence, severity, and impact of opioid-induced bowel dysfunction: results of a US and European patient survey (PROBE 1). Pain Med. 2009; 10: 35–42.

6) Takagi Y, Osawa G, Kato Y, et al. Prevention and management of diarrhea associated with naldemedine among patients receiving opioids: a retrospective cohort study. BMC Gastroenterol. 2020; 20: 25.

11

とりあえず

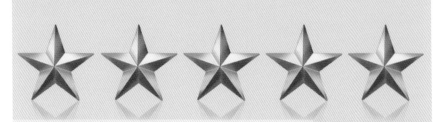

chapter 12

理想的なオピオイド鎮痛薬

> **ポイント**
> - 高ければ高いほど，低ければ低いほど
> - 多ければ多いほど，少なければ少ないほど
> - 常に理想を追い求める

　理想的なオピオイド鎮痛薬とはどのようなものでしょうか？　ここでは，高い，低い，多い，少ないの4つの軸で考えてみたいと思います．

高ければ高いほど良い

　何と言っても，**安全性，鎮痛効果，エビデンス**でしょう．ch.2 不易流行の **図 2-1** ▶ p.11 でも触れましたが，オピオイド鎮痛薬に関する研究報告は年々増えてきています．

　鎮痛効果は臨床試験で確かめられていますが，国内で利用できるオピオイド鎮痛薬の優劣は明らかにされていません．しかし，個体差があることは想定されます．また，臨床試験の対象とならない患者さんへの効果や観察期間を超えた長期的投与などの安全性は，必ずしも確認されているわけではありません．

低ければ低いほど良い

　価格，バリアなどが考えられます．抗がん薬治療は，内容にもよりますが高額なものも多いです．それでも治癒や進行を遅らせることを期待して，患者さ

んたちは治療費を捻出していることでしょう．では，がん治療の継続が難しく
なった場合はどうでしょうか？　病気は進行する状況の中で，高額な鎮痛薬や
その他の薬剤に出費することに抵抗があるのではないでしょうか．私たちは，
このことにも気を配る必要があります．鎮痛薬の価格は，低ければ低いほど良
いことは自明のことです．

　新たに市販されるオピオイド製剤は，剤形の工夫などの付加価値が加えられ
ているため，より高額になることがあります．アブストラル®舌下錠やイー
フェン®バッカル錠などの経粘膜性フェンタニルなどがその例です．即効性で
投与経路が簡便になったために，高額なレスキュー薬になっています．国内の
ガイドラインで，条件付きで推奨されている理由はここにあります[1]．

　オピオイド鎮痛薬に対する患者さんや医療従事者の心理的バリアは，低い方
が望ましいです．安易に開始することは問題ですが，麻薬はまだ早いという思
い込みのために，痛みの治療が後手後手に回ってしまうことがあります．適切
な時期に，しっかりと痛みを緩和する治療を開始する方が良いと思います．患
者さんに対してはオピオイドに対する誤解を解くこと，また，医療従事者に対
しては痛みの正しい評価ができるような取り組みが求められます．

多ければ多いほど良い

　恩恵を被る患者さん，剤形，研究報告でしょうか．オピオイド鎮痛薬の処方
量が多ければ多いほど良いというわけではありません．しかし，オピオイド鎮
痛薬によって痛みから解放される患者さんが，一人でも多い方が良いのは間違
いないと思います．剤形，研究報告の王様は，何と言ってもモルヒネです．剤
形として，散剤，錠剤，徐放性製剤，坐剤，注射剤，4％濃度の注射剤やシリ
ンジタイプの注射剤まで揃っているのはモルヒネ以外にありません．モルヒネ
の研究報告数は，他のオピオイド鎮痛薬の追随を許しません 図2-1 ▶p.11．私
は，個々の患者さんや病態に適したオピオイド鎮痛薬の使い分けができるのか
どうかということに興味があります．

少なければ少ないほど良い

　副作用，薬物相互作用，臓器障害の影響，依存性，誤解などが考えられます．
副作用の最たるものが便秘です．便秘が少ないと考えられているオピオイド鎮

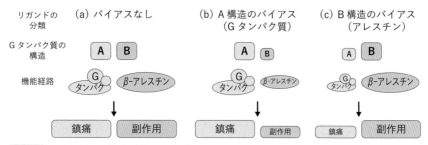

図 12-1 μオピオイド受容体への結合

G タンパク質または β-アレスチンに結合する 3 つの可能性が示されています.
(a) 両方の経路に同じように作用し, 鎮痛効果と副作用が同程度に生じることが予測されます.
(b) G タンパク質にバイアスがあり, 鎮痛効果と少ない副作用が予測されます.
(c) β-アレスチンにバイアスがあり, より多くの副作用が生じ, 鎮痛効果が低下すると予測されます.

(Azzam AAH, et al. Br J Anaesth. 2019; 122: e136-45[3])

痛薬は, トラマドール, フェンタニル, タペンタドールです. また, モルヒネからメサドンへ変更した臨床試験では, 便秘と口渇が軽減したという報告があります[2]. しかし, 便秘の改善目的で他のオピオイドからメサドンへ変更するということはちょっと考えにくいです.

　薬物相互作用は, 代謝経路がチトクローム系ではなくグルクロン酸抱合の方が少ないと考えられています. 昨今, 免疫チェックポイント阻害剤などの新薬が増えてきています. がん疼痛治療ががん治療の妨げになってしまっては元も子もありません. そういう意味では, がん治療医と緩和医療医のより密な連携が必要です. その仲人は, 何と言っても薬剤師の方々です. 抗腫瘍薬も鎮痛治療薬もメカニズムや代謝が複雑になればなるほど, 医師のアップデートは到底追いつきません. また, 些細な副作用に気づくのは, 看護師の方々の鋭い観察力に勝るものはありません. したがって, これからのがん疼痛治療は, より一層の多職種チーム力が求められると言っても過言ではありません.

　それでは, 薬理学的観点から理想的なオピオイドを考えてみましょう. 鎮痛効果が高く, 副作用が少ない薬剤はあるのでしょうか? オピオイド鎮痛薬がμオピオイド受容体に結合すると, G タンパク質または β-アレスチンなどに結合します **図 12-1** [3]. G タンパク質への結合により鎮痛効果が得られますが, β-アレスチンへの結合は耐性や副作用を生じさせると考えられています. した

がって，Ｇタンパク質の方へより強く作用するオピオイド鎮痛薬が理想的であると言えます　図 12-1b．基礎レベルでは，このようなオピオイドの開発が行われています．代表的なオピオイドの名称だけを紹介しますと，Oliceridine（TRV130），TRV734，PZM21 などがあります[3]．将来的には，現行のオピオイド鎮痛薬のすべてを凌駕するほどの薬剤が登場してくれることを願っています．

◆参考文献
1) 日本緩和医療学会，編．がん疼痛の薬物療法に関するガイドライン 2020．東京: 金原出版; 2020.
2) Cubero DI, del Giglio A. Early switching from morphine to methadone is not improved by acetaminophen in the analgesia of oncologic patients: a prospective, randomized, double-blind, placebo-controlled study. Support Care Cancer. 2010; 18: 235-42.
3) Azzam AAH, McDonald J, Lambert DG. Hot topics in opioid pharmacology: mixed and biased opioids. Br J Anaesth. 2019; 122: e136-45.

12

理想的なオピオイド鎮痛薬

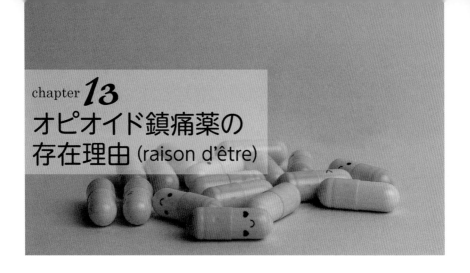

chapter *13*
オピオイド鎮痛薬の
存在理由 (raison d'être)

{
● その薬が生まれてきた理由は何か

● 各オピオイド製剤の特徴を理解する

● 製剤の特徴に合わせた使い分けを考える
}

　有史以来, ヒトが作ってきたものには理由があります. 衣食住, 仕事, 商品, システム, 芸術, 娯楽, 言葉など様々なものを私たち人間は創造してきました. 薬も例外ではありません. 病気の治癒, 生理的状態の回復や症状緩和などの目的で, 生まれてきたはずです. 新たに創薬された薬剤が, 臨床現場に登場してきたことには理由があります. その薬が世に広まったことで, 日常の臨床が変わったという経験はないでしょうか. 表13-1 に, オピオイド鎮痛薬の利点ともたらされた認識を挙げてみました. ここでは, それぞれの製剤が存在する理由は何かを考えてみたいと思います.

▎MS コンチン®錠 (モルヒネ)

　私の知る限り, 国内では現行のオピオイド鎮痛薬の中で最も早く販売された製剤は, 1948 年の塩酸モルヒネ末ではないかと思います. 1950 年には塩酸モルヒネ注, 1960 年には塩酸モルヒネ錠が発売されています. 内服できる患者さんにとって, 当時はモルヒネ末またはモルヒネ錠を複数回服用する必要があったと思われます. 患者さんにとっては手間ですし, もしかしたら寝ている

JCOPY 498-05734

表 13-1 オピオイド製剤の利点ともたらされた認識

製剤	利点	もたらされた認識
MS コンチン®錠	・内服回数を減少	・患者の好みに合った投与 ・持続痛のコントロール
カディアン®カプセル	・内服回数を減少 ・経管投与が可能	
デュロテップ®パッチ	・内服，注射が不要 ・便秘の軽減	・呼吸抑制 ・鎮痛耐性
オキノーム®散	・飲みやすさ ・携帯性	・ケミカルコーピング
メサペイン®錠	・難治性疼痛の治療	・モニタリングの重要性 ・オピオイド鎮痛薬の併用
イーフェン®バッカル錠 アブストラル®舌下錠	・即効性レスキュー	・薬の切れ目の痛み ・学問的関心
タペンタ®錠	・悪心，便秘の軽減 ・安全性	・下行性疼痛抑制系の重要性 ・オピオイド鎮痛薬の併用
ナルベイン®注	・低用量高力価	・オピオイドスイッチングの複雑さ

間に，痛みが増強していたのではないでしょうか．

　そこに登場してきたのが，MS コンチン®です．何よりも内服する回数が 1 日 2 回で済むわけですから，この製剤がもたらした意義は大きかったと思います．12 時間毎の服用で，モルヒネの血中濃度が安定するというのは画期的です．しかし，面白いことに，1 日 2 回で大丈夫な患者さんもいれば，3 回に増やさないと痛みが安定しない患者さんもいました．いわゆる薬の切れ目の痛み（end-of-dose failure）が明らかな場合，MS コンチン®を増やせば良いのですが，眠気が強く出てしまう患者さんもいます．その際には，8 時間毎に服用すると割と安定していてピッタリくることがあります．MS コンチン®が教えてくれたことは，設計された薬剤の放出速度と生体との間にギャップがあって，最高血中濃度と薬の切れ目の痛みのバランスから 8 時間毎の服用が望ましい患者さんもいるということでしょうか．

▌カディアン®カプセル（モルヒネ）

　1999 年に登場した，1 日投与のモルヒネ製剤でした．カプセルの中には，径 1.0～1.7mm 大の粒子が含まれていましたので，カプセルを外して粒を経鼻胃管や胃瘻チューブから注入することもできました．その後もモルヒネ徐放性

製剤の顆粒や細粒として，MS ツワイスロン®，パシーフ®，モルペス®などの製剤が登場してきました．1日1回で良いという製剤は当時としては魅力的でした．しかし，先ほどの MS コンチン®と同じで，1日2回飲むとちょうど良い患者さんがおられたのも事実です．

　胃瘻や経鼻胃管から投与できることは，とても便利でした．経管チューブから注入する製剤や注入剤（水，牛乳，経腸栄養剤）などを比較した研究もあります[1]．このようなディテールこだわった研究は，いかにも日本的で現場のためになる素晴らしいものです．

　私には，忘れられない失敗談があります．入院中で，夜にカディアンカプセルを内服していた患者さんがおりました．夕食後に病棟に行くと，「カプセルが飲みにくいんですよ」と言われたのです．そこで，カプセルを開けて粒で飲むことを提案してみましたところ，患者さんもやってみようということになりました．カプセルを開けようとしたまさにそのとき，細粒がすべて飛び散ってしまったのです．ご存知でしょうか？　オピオイド鎮痛薬には厳重な管理が求められていますので，錠剤でも注射剤でも，床にこぼれた場合にはすべて回収する必要があります．私は夜勤で忙しい看護師さんにも助けてもらいながら，粒をガムテープで回収しました．当時の緩和ケア病棟は，ご丁寧なことに絨毯仕様でしたから，なおのこと大変でした．もちろん，患者さんにはお詫びをして新しい薬を飲んでもらいましたし，記憶に間違いがなければインシデントレポートも書いたはず（？）です．

　この製剤は，患者さん負担を軽減させたことと，投与経路に幅を持たせたという点でユニークなものでした．先ほどの MS コンチン®と合わせて，患者さんのライフスタイルや好みにあった処方を可能にしたと言えます．残念ながら，2019年に発売から成人を迎えたときに，販売中止となってしまいました．

▮ デュロテップ®パッチ（フェンタニル）

　2002年に発売された，画期的な製剤でした．この製剤がもたらしたことは，内服や注射の煩わしさからの解放，便秘の軽減などでしょう．当時は，72時間毎に貼り替えが必要でしたので，医療従事者も患者さんも貼り替える日を，間違えてしまうようなことがありました．その後は，1日交換タイプも登場し，好みに応じた製剤を利用することが可能となりました．この製剤が教えてくれ

JCOPY 498-05734

たことは 2 つです.

　一つは, 鎮痛耐性の問題です. 経験が浅かった私には, 痛みが増強した場合, オピオイド鎮痛薬を増量すれば鎮痛効果はさらに得られると単純に考えていました. しかし, 2002 年にこの製剤を使い始めてから, 増量しても痛みがうまく取れない患者さんがいることに気がつきました. 調べてみたところ, 鎮痛耐性という現象が生じうるということでした. フェンタニルは他のオピオイド鎮痛薬に比べて, 鎮痛耐性が生じやすいことが知られています. 細胞内レベルでは, NMDA 受容体の活性化, グルタミン酸トランスポーターのダウンレギュレーション, アデニル酸シクラーゼ活性の変化, 他の侵害受容チャネルを介した伝達の増加などが影響しているようです[2]. さらに, 細胞膜にある μ オピオイド受容体は細胞内への陥入を生じることがあります (ch.3 "unlearn" の重要性の **図 3-2** ▶ p.19 参照). これもフェンタニルにおいて生じやすいことが, 動物実験レベルでは確認されています[3]. 発売された当初は, デュロテップ®パッチを鱗のようにたくさん貼っている患者さんも見たことがあります. 最近はあまり見かけなくなりましたので, おそらくはフェンタニルの限界が認識されてきているのかも知れません.

　もう一つは, 呼吸抑制の問題です. **図 13-1** をご覧ください. モルヒネ, オキシコドン, フェンタニル各々の薬理作用と副作用を示しています[4]. 50 % 鎮痛用量を 1 とした場合に, 便秘, 行動抑制 (眠気), 呼吸抑制が, どの程度で生じるのかを表しています. モルヒネは鎮痛作用に対して呼吸抑制は 1000 倍, オキシコドンは 400 倍であるのに対して, フェンタニルはなんと 50 倍なのです. しかも, モルヒネやオキシコドンでは, 鎮痛と呼吸抑制の間に眠気という一段がありますが, フェンタニルの場合にはそれがほとんどありません. つまり, 痛みが取れないからといって, どんどんデュロテップ®パッチを増やしていくと, 急に呼吸抑制が生じる可能性があるということです.

　デュロテップ®パッチは貼るだけという利便性, 便秘の軽減という利点がある反面, 鎮痛耐性, 呼吸抑制のリスクに注意すべきであることを教えてくれました. 日本ではフェンタニル貼付剤が多用されており, 計 6 社の製薬会社から 1 日用, 3 日用合わせて 45 種類もの製剤が販売されています. このことは, フェンタニル貼付剤が, 日本人に幅広く受け入れられたという事実を示しているのでしょう.

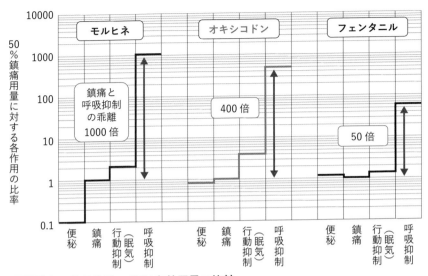

図 13-1 主な薬理作用の 50％有効用量の比較
（鈴木 勉. Pharma Tribune. 2013; 5: 46[4]）をもとに作成）

■ オキノーム®散（オキシコドン）

　2007年に発売されたオキシコドンの速放性製剤です．オキシコドン塩酸塩水和物が主成分ですが，粉末還元麦芽糖水アメ，D-マンニトールが添加物として加えられています．患者さんたちは，オキシコンチン®は苦くて飲みにくいけれどもオキノーム®は甘くて飲みやすいという声が多かったです．飲みやすさと持ち運びやすさという面で，この製剤のメリットは大きいと思います．

　外来で，新たに処方を開始した患者さんのことが忘れられません．当時のオキシコンチン® 5mgを1回1錠で1日2回から開始しました．1週間後，「時々痛くなりますが，1日に4回ぐらいオキノーム®を飲むとすぐに効いてきます」とのことでした．オキシコンチン®の増量をお勧めしたのですが，「オキシコンチン®を止めてオキノーム®を小分けにして飲んじゃ駄目ですか？」と言われました．

　経験が浅かった私は，患者さんが飲みやすい方が良いなと思いました．年齢も比較的若くてしっかりされていましたので，服薬アドヒアランスも問題ないと判断し，患者さんに自分でいろいろと調整していただくようにしました．

その次の外来で,「やっぱり, 時々痛みが気になるのですが, でもあの痛み止めはよく効きますね」,「なんというか, **すぅーっと**効いてくるんですよ」と言っていました. 1日4〜6回の服用として, かなり大量のオキノーム®を毎回処方していました.

ここで考えなければならないのは2つのことです. 一つは,「**すぅーっと**」という表現です. オキノーム®の T_{max}（最高血中濃度到達時間）は1.7〜1.9時間です. オプソ® 0.5±0.2時間, ナルラピド® 0.5〜1.0時間, アブストラル® 0.5〜1.0時間, イーフェン® 0.59〜0.67時間と比べると明らかに遅いのです. なぜ, 患者さんはすぐに効いてくると感じるのでしょうか? ヒントは, 血中から血液脳関門を通過して脳実質内へ移行する時間にありました. 動物実験モデルでは, 血液から脳への取り込みクリアランス (CL_{in})[*1]を測定することができます. モルヒネは8〜14, フェンタニルは1840ですが, オキシコドンは1910と最大です[5]. つまり, オキシコドンは他のオピオイド鎮痛薬よりも速く血中から脳実質へ移行することがわかっています. 血管脳関門には薬剤に応じた多様な移送システムがあることや, 血中でのタンパク結合率なども影響すると考えられています[5]. もちろん, 生物学的利用能（bioavailability）の影響も大きいとは思われますが, 中枢神経に作用する薬剤の効果発現時間は, T_{max} だけでは判断できないようです.

もう一つ大切なことがあります. 患者さんが, オキノーム®を好んで服用していた理由を私は味の問題なのであろうと安易に考えていました. 味覚の影響はあったかも知れませんが, 先ほどの中枢移行性の速さを実感されていたことは間違いないと思います. さらに, 痛みがなくてもオキノーム®を飲むとホッとする, 安心すると言うようになってきたのです. これは, 本来の使い方とは異なります. これは, いわゆる**ケミカルコーピング**に相当します. ケミカルコーピングとは,「感情的な苦痛に対処するためにオピオイドを使用することであり, その特徴は, 不適切および/または過剰なオピオイド使用である」とされています[6]. もちろん, オキノーム®だけの問題ではありません. 鎮痛目的以外の理由でレスキュー薬を使用するような場合には注意が必要であることを, この製剤がきっかけとなって教えてくれました.

*1 単位は $\mu L/min/g$ brain

■ イーフェン®バッカル錠・アブストラル®舌下錠（経粘膜性フェンタニル）

　この2剤は，rapid onset opioid（即効性オピオイド）と呼ばれています．フェンタニルは脂溶性であるので口腔粘膜から吸収させることにより，血液内へ早く取り込まれます．フェタニルは血中から血液脳関門を早く通過しますので，従来のモルヒネやオキシコドンよりも早く効果を発現すると考えられています．

　この2剤がもたらしたことの最大の功績は，薬の切れ目の痛みと突出痛の違いを改めて気づかせてくれたことであると思います．

■ メサペイン®錠（メサドン）

　メサドンは，μオピオイド作動作用に加えて，シナプス前のNMDA受容体を阻害します．さらに，中脳水道周囲灰白質（periaqueductal gray region）において，ノルアドレナリンやセロトニンなどのモノアミン再取り込みを阻害します[7]．これらの作用により，鎮痛効果を発揮すると考えられ，通常のオピオイド鎮痛薬では難しい痛みの際に用いられることが多いです．一方で，QT延長症候群などの不整脈を生じさせるリスクも指摘されています．

　メサペイン®が日本に導入される前のことです．日本における緩和ケアの重鎮，志真泰夫先生は，「先発，オキシコドン．中継ぎ，モルヒネ．抑え，メサドン．日本にはこのリリーフエースがいねぇんだよなぁ」と嘆いていました．

　余談ですが，私は志真先生からこの言葉を聞いたときに別のことを考えていました．日本のがん治療は，「先発，総合診療医．中継ぎ，腫瘍内科医あるいは外科医．抑え，緩和ケア医」でしょうか．私たちは，がん治療の最後の砦，がん患者さんの最後の心の拠り所になれたらいいなと思ったものです．

　2013年，このリリーフエースは，日本の緩和ケア医たちに大歓迎されるはずでした．しかし，厳密な管理が必要であったために，医師や薬剤師がe-learningを受講して，重箱の隅をつつくような難問をパスすることが求められました．私は，2回目でやっと合格できましたが，1回でパスした医師は少数派だったのではないでしょうか．その後も，処方可能医師，調剤責任薬剤師，調剤予定施設などを登録しなければ，処方ができません．

JCOPY 498-05734

▌メサドンを　使いこなせて　専門家

　がん疼痛治療の専門家を見分ける私の基準は，**メサドンとケタミンを使いこなせるかどうか**です．それは，他のがん治療医が処方することは滅多にないということと，難治性の疼痛にはいずれかが必要となると考えているからです．

　メサドンは，処方前や処方後に血液検査や心電図検査などが求められます．しかし，慎重に開始しなければならないオピオイド鎮痛薬は，メサドンだけでしょうか？　ch.10 似て非なるもの ▶ p.54 でも説明しましたが，フェンタニルや他のオピオイド鎮痛薬においても使い方を誤れば，大事に至るものであることに変わりはありません．私自身も慣れで，安易にオピオイド鎮痛薬を処方してしまっていることを反省しています．

　オピオイド鎮痛薬は，意識障害や呼吸抑制をきたしうるものです．安易に開始したり増量したりすることにより，予期せぬ副作用が生じる可能性があるので，十分に観察すべきであるということをメサドンは教えてくれました．

　一方で，専門家の立ち位置を変えました．**メサドンを使いこなせて専門家**とも言えます．がん診療に携わる医師に基本的な緩和ケアが浸透すれば，オピオイドの導入や増量などは誰でもできるようになるはずです．しかしながら，どうしても難しいがん疼痛に遭遇することがあります．次の一手をどうするのかと迷ったときに登場してくるのが，メサドンを使いこなせる専門家ではないでしょうか．

　私には，こんな経験があります．静岡で仕事をしていたときのことです．メサドン服用中の患者さんを少し離れた地域の先生にご紹介する必要がありました．しかし，その地域ではメサドンを処方できる医療機関がありません．迷っていたところ，ある在宅医が名乗りを上げてくれました．e-learning を受講して，メサドンを処方していただけるようになったのです．患者さんにとっても，私たちにとっても大変ありがたい経験でした．

　逆の立場もありました．私が今の病院に赴任して間もなく，がん診療連携拠点病院の医師から相談を受けました．こちらの地域の患者さんが先方の病院で治療を受けていて，メサドンを服用していました．がん治療はひと通り終了したので，当院でメサドンの処方も含めた症状緩和をお願いたいとのことでした．早速，手続きを済ませ，患者さんに処方の切れ目がないようにすることが

できました．地方であっても，このような処方ができる施設がせめて2次医療圏ごとにはあって欲しいと思います．メサドンはがん疼痛治療のリリーフエースとしてだけではなく，モニタリングの重要性，オピオイド鎮痛薬を中心とした医療連携も変えたと思います．また，「合わせ味噌」のところでも触れましたが，2種類のオピオイド鎮痛薬を併用するという治療にも気づかせてくれました．

▌タペンタ®錠（タペンタドール）

日本では，2014年に発売されました．μオピオイド受容体作動作用とノルアドレナリン再取り込み阻害作用の2つの作用機序を有するというユニークな製剤です[8]．特に，後者の機序があるために，従来のμオピオイド受容体作動による副作用である悪心や便秘が少なくて済むと言われています．μオピオイド受容体への負荷は，オキシコドンの約40％であると算出している報告もあります[9]．消化器症状の低減が図れる内服薬というのは，画期的でした．また，ノルアドレナリン再取り込み阻害作用を活かすために，メサドンと同様に他のオピオイド鎮痛薬と併用するという選択肢も考えられます．デュロキセチンを追加すれば良いではないかという声をよく耳にします．しかし，脆弱な患者さんの場合には，デュロキセチンによる眠気が問題となったことが多々ありました．そこで，タペンタ®を鎮痛補助的に用いたところ，痛みと眠気のバランスがちょうど良かったケースも経験しました．

さらには，破砕しにくい製剤という特徴があります．オピオイド鎮痛薬の不適正使用というのは，米国など海外では以前から重要視されてきました．製剤を粉砕後に吸引する，あるいは溶解後に注射するなどと乱用されてしまうことがあります．これらを防止するために，粉砕されにくい形状に工夫されたものがタペンタ®錠です．同じような技術的改良は，オキシコンチン® TR錠にも利用されています．がん治療の進歩により，より多くのがん患者さんが長期にわたってオピオイド鎮痛薬を服用する可能性があります．日本も対岸の火事ではありません．その意味では，この製剤はオピオイドの不適正使用という社会的問題を考え直す契機となりました．

▌ナルベイン®注（ヒドロモルフォン）

ヒドロモルフォンは，徐放性製剤のナルサス®錠，即放性製剤のナルラピド®

錠と注射剤のナルベイン®注とすべてのラインアップが揃っています．これは，モルヒネやオキシコドンと同じで，オピオイドの導入から内服困難となっても同一のオピオイドで疼痛治療を継続できる点で魅力的です．ヒドロモルフォンは，μオピオイド受容体への親和性が非常に高い点が特徴です．ナルベイン®注には，2mg/1mL と 20mg/2mL があります．因みにナルベインの名称の由来は，「narcotic（麻薬）＋vein（静脈）」です．モルヒネ注にも 200 mg/5mL（4％）の製剤がありますが，いずれも，高用量のオピオイド鎮痛薬を皮下注射できることはありがたいことです．

　一方で，ナルベイン®にはちょっとした注意が必要です．モルヒネやオキシコドンの場合には，内服から注射へ投与経路を変更する際，内服量の 1/3〜1/2 を注射に変更することが多いと思います．ナルサス®からナルベイン®へ変更する場合には，1/5 量で変更します．ところが，ナルベイン®からナルサス®へ変更する場合には，5 倍量では過量となるためその半量すなわち 2.5 倍量程度が良いようなのです[10]．

　オピオイド等力価換算表はだんだんと複雑になってきますが，オキシコドン（O），ヒドロモルフォン（H），モルヒネ（M）の 3 剤だけを覚えやすくするために王蟲の法則を考案しました 表13-2 ．みなさんは『風の谷のナウシカ』とい

表13-2 王蟲（OHM）の法則

	Oxycodone オキシコドン	Hydromorphone ヒドロモルフォン	Morphine モルヒネ
注射剤	10	1	8
経口剤	10	3	15

刺す（静注・皮下注）と嫌（10/1/8）
飲む（内服）と最高（10/3/15）
王蟲（OHM）かな

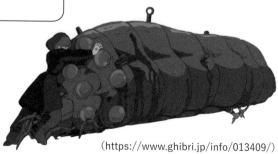

（https://www.ghibri.jp/info/013409/）

13
オピオイド鎮痛薬の存在理由（raison d'être）

う映画をご存知のことでしょう．映画に出てくる王蟲を思い出してみてくださ
い．王蟲は注射が嫌いで，飲み薬が好きなのです．

　注射から内服へ変更するのも1：3ですので，先ほどの1：2.5に近いと思い
ます．ですが，内服から注射へ変更する場合には，若干異なりますのでご注意
ください．
　ナルベイン®は高濃度製剤があるおかげで，末梢静脈ルート確保が難しい患
者さんでも，高用量のオピオイドを持続皮下注射で継続することができます．
ヒドロモルフォンはオピオイドローテーション/スイッチングする際の換算は，
より慎重に行うべきであることを教えてくれました．

◆参考文献

1) 高田慎也，江口久恵，加藤則夫，他．モルヒネ徐放性製剤（顆粒，細粒）における経管投与
   時の通過性・付着性の検討．Palliat Care Res. 2008; 3: 101-7.
2) Martyn JAJ, Mao J, Bittner EA. Opioid tolerance in critical illness. N Engl J Med.
   2019; 380: 365-78.
3) 成田 年，葛巻直子，新倉慶一，他．オピオイドトランスレーショナルリサーチの最前線: μ
   受容体の多様性と疼痛下でのオピオイド依存不形成機構．Anesthesia 21 Century. 2009;
   11: 66-75.
4) 鈴木 勉．オピオイド鎮痛薬のやくりがく No. 9 オピオイド鎮痛薬の副作用ラダー．Pharma
   Tribune. 2013; 5: 46.
5) Hammarlund-Udenaes M, Fridén M, Syvänen S, et al. On the rate and extent of
   drug delivery to the brain. Pharm Res. 2008; 25: 1737-50.
6) Kwon JH, Hui D, Bruera E. A pilot study to define chemical coping in cancer
   patients using the delphi method. J Palliat Med. 2015; 18: 703-6.
7) Kreutzwiser D, Tawfic QA. Methadone for pain management: a pharmacothera-
   peutic review. CNS Drugs. 2020; 34: 827-39.
8) 大坂 巌，佐藤哲観．タペンタドールが変えるがん疼痛治療．東京: 医学と看護社; 2016.
9) Raffa RB, Elling C, Tzschentke TM. Does 'strong analgesic' equal 'strong opioid'?
   tapentadol and the concept of 'μ-load'. Adv Ther. 2018; 35: 1471-84.
10) Reddy A, Vidal M, Stephen S, et al. The conversion ratio from intravenous hydro-
    morphone to oral opioids in cancer patients. J Pain Symptom Manage. 2017; 54:
    280-8.

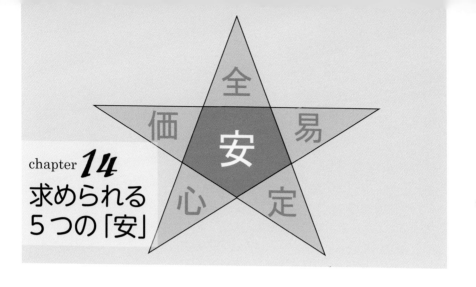

chapter *14*
求められる
5つの「安」

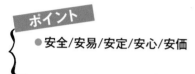
ポイント

{
●安全/安易/安定/安心/安価
}

　オピオイド鎮痛薬によるがん疼痛治療に求められることとして，**5つの安**
（安全，安易，安定，安心，安価）について考えてみましょう.

▌安全

　まず，なによりも安全が大切です．WHOのガイドラインにおいても患者・
介護者・医療従事者・地域社会・社会の安全を確保すべきであることが謳われ
ています[1].

　ch.13 オピオイド鎮痛薬の存在理由 ▶ p.70 でも取り上げましたが，オピオイ
ド鎮痛薬は決して安全な薬剤ではありません．過量投与により眠気，意識障害，
そして呼吸抑制というリスクを背負っています．処方や与薬のミスは避けたい
ものです．さらに，患者さんへの服薬指導はもちろんですが，誤りや事故が生
じた場合の対応策などはしっかりと伝えておく必要があります.

　製剤そのものが間違いやすいものであっては問題です．いつでもどこでも間
違わずに服薬できることが求められます．過去にこんなトラブルがありまし
た．40代女性で乳がんの患者さんでした．一人暮らしをしながら他院で治療を
受けていたのですが，がん治療が終了となり，実家に戻ることを契機に私の外

来に紹介となりました．再発した胸部病変による痛みのためにフェンタニル貼付剤であるデュロテップ®パッチを使っていました．ところが，急に痛みが強くなったとのことで急遽受診し，その日のうちに入院となりました．

デュロテップ®パッチは3日に1回貼り替えていたのですが，確認してみたところ貼付面に貼ってあったフィルムを剥がさずに外側から別のテープで固定していたのです．つまり，フェンタニルは体内に全く吸収されていない状態でした．もともとは，本人が自分で貼付していたのですが，調子が悪くなったので慣れていない母親が貼付したために起きたことでした．従来の湿布などとは違って難しい面もあるものだと認識しました．

▌安易

安易というより容易に近いのですが，処方，管理から服薬することまでも含め難しくないという意味です．代表格はトラマドールでしょうか．麻薬に指定されていないため，処方することは比較的容易です．麻薬処方箋を発行する必要もありませんし，薬局での説明も比較的容易なのではないでしょうか．もちろん，眠気，悪心，便秘などの副作用には注意が必要ですが，他のオピオイド鎮痛薬に比べて扱いやすいと感じておられる方が多いのでないでしょうか．

トラマドールで痛みが取れるケースも多々ありますので，NSAIDs やアセトアミノフェンで痛みが軽減できないときにトラマドールを開始することは間違いではありません．しかし，安易なことに甘んじて，十分に痛みが取れないままに患者さんを放置することは問題です．いつまでもトラマドールで引っ張るのではなく，適切に強オピオイドに変更して，少しでも痛みを軽減するように心がけたいものです．また，非がん性疼痛に関する最近の研究でも，トラマドールは決して安全な薬剤ではないことが指摘されていますので過信は禁物でしょう[2]．

また，availability（手に入れやすさ）という点も忘れてはなりません．ch.20 先を読む ▶ p.115 でも解説しますが，地域や施設によっては採用していない，あるいは処方できない薬剤もあります．他の薬剤で代替できれば良いのですが，メサドンなどはすぐには処方ができない場合があります．医療連携を考える上で，オピオイド鎮痛薬がネックになるようなことがあるとしたら，それは残念なことです．地域の中でのさらなる協力と連携が，求められているのではない

でしょうか.

安定

　どの薬剤を用いるにしても，薬物血中濃度（血中薬物濃度）が安定するまでの時間を知っておくことは重要です．例えば，メサドンは，半減期が長く，代謝に個人差があることが知られていますので，血中濃度が安定するまでに時間を要することは有名です[3]．**ch.13 オピオイド鎮痛薬の存在理由** ▶ p.70 でも触れましたが，他のオピオイド鎮痛薬で治療が難しい場合に抑えの切り札として登場してきます．それだけに，導入における失敗は残念なことです．メサドン開始から血中濃度が安定するまでの期間を見越した上で，スイッチングをしなければなりません．海外のエキスパートによると，他のオピオイド鎮痛薬からメサドンへ変更する場合には，かなり減量することが推奨されています[4]．このプロセスをめんどうくさいと考えるか，患者さんとの共創（ともにつくり上げる）と考えるかで，私たちの行動は変わってきます．専門家であれば迷わずに後者を選んで欲しいと思います．

　がん疼痛治療は，一方向的な説明や服薬指導で済むものではありません．オピオイド鎮痛薬に患者さんが馴染むまでの時間が必要ですし，私たちにも中長期的な視点が欠かせません．その意味では，最も安定させなければならないのは，私たち医療従事者と患者さん・ご家族との間の信頼関係です．お互いの信頼関係なくして，理想的ながん疼痛治療は達成できません．

安心

　オピオイド鎮痛薬を出す側（処方，服薬指導，手渡し），受け取る側（管理，服薬）にもリスクは存在します．病院内で麻薬の紛失事故などが生じた場合には，大変なことになります．患者さん・ご家族にも，麻薬という特殊性もそうですが，管理や服用の仕方にも注意が必要であることをお伝えしなければなりません．

　しかし，患者さんにとって大切なことは，痛みを和らげる方法を知っていて，自分や家族の力で何とかできるという安心感ではないでしょうか．**ch.8 めざせ！突出痛救助隊** ▶ p.39 でもお伝えしましたが，突出痛を自分たちで解決できるという自己効力感を高めることが大切です．そのために私たちは，患者さん

が飲みやすく、手元に置いておきやすいレスキュー薬を選択しなければなりません。

　在宅におけるレスキュー薬の種類や剤形は、特に慎重に選択するべきでしょう。モルヒネ水は、冷蔵庫に保管し、1回毎に測り取る必要があり、携帯性という面では非常に不便です。オプソ®やオキノーム®などのパッケージ化された薬剤の方がはるかに便利です。オプソ®はオキノーム®と比べると、追加で水を飲むことなくパッケージのまま吸えるというメリットがあります。最近では、オキシコドンの内服液も出てきていますので、レスキュー薬の選択肢も増えています。また、一度に大量のレスキュー薬を必要とする場合には、少量で高い鎮痛効果が得られるナルラピド®が最も便利かも知れません。

　それでは、ここでクイズを1つお出ししましょう。散剤や水薬は飲みにくいので、錠剤を飲みたい。高価なレスキュー薬は使いたくない。こんな患者さんがいたとします。皆さんはどのようなレスキュー薬を準備しますか？

　ch.8 めざせ！突出痛救助隊の 表8-1 ▶ p.43 をご覧ください。正解は、意外と忘れられがちなレスキュー薬であるモルヒネ錠です。10 mg 錠ですので、1回のレスキュー量が多い場合にはかなりの数を服用する必要がありますが、安価であることは間違いありません。数を間違えずに飲むことができる患者さんには試してみてはいかがでしょう。

　いずれにしても、いつでもどこでも手元にあるということが安心感につながります。このことは忘れたくないですね。

▍安価

　最後の安は価格のことです。WHOのガイドラインでも、安価であることは重要であると指摘されています[1]。

　私自身の経験をお話ししましょう。30代の女性で外陰部がん、傍大動脈リンパ節転移がある患者さんでした。2年前から、外陰部腫瘍を自覚しており、婦人科医からは化学療法や放射線治療などを勧められていたのですが、経済的な理由もあって抗がん治療は行わない方針となりました。腫瘍による会陰部痛があり、当時のデュロテップ®パッチがフェンタニルとして 3.6 mg/日まで増量されていました。それでも、下腹部から両下肢にかけての痛みが増強したため、鎮痛治療目的で婦人科に入院となりました。デュロテップ®パッチを 4.8 mg/

日まで増量したところ，痛みの軽減が認められました．この時点で，本人から「このパッチは良い薬であることはわかっていますが，高いので何とかなりませんか？」と相談を受けていました．

　原発巣に対する除痛目的の放射線治療が予定されていたこともあり，モルヒネ持続皮下注射へ変更しました．そのためか，眠気が強くなったのですが，当時は使用可能であったメチルフェニデートを併用することで対応しました．幸いなことに腫瘍縮小効果が得られ，放射線治療が終了する頃にはモルヒネ持続皮下注射 96 mg/日で痛みが落ち着きました．在宅でモルヒネ持続皮下注射を継続することも可能でしたが，本人の希望により経済的な問題を最優先に考えました．1 日に必要なオピオイドはモルヒネ注射 96 mg ですので，当時の薬価では約 2,788 円でした．MS コンチン®錠では約 4,860 円，デュロテップ®パッチ 7.5 mg では約 3,162 円となり，いずれも 1 日に 3,000 円を超えてしまったのです．最終的に私たちが提案したのはモルヒネ水でした．モルヒネ水 200 mg/日では，わずか 462 円と約 1/10〜1/7 程度の出費に抑えられたのです．確か，当時は起床時，朝・昼・夕食後，眠前の 5 回に分けて服用していただいたと思います．調剤する薬剤部の負担はありますし，冷蔵保存ですので患者さんの手間も増えるのですが，ご本人とご家族は喜んでおられました．

　緩和ケアが全人的苦痛の軽減をめざすのであれば，患者さんの経済的負担（社会的苦痛）にも十分な配慮が必要です．初めて外来に紹介となった肺がんの男性患者さんは，開口一番，「先生，抗がん薬でお金を使い果たしてしまいました」，「痛み止めが必要なことはよくわかっているのですが，できるだけ安い治療をお願いします」と訴えていました．また，入院中にもかかわらず，「お金がかかるから，レスキューはなるべくしないでください」と言って，痛みを我慢していた 40 代の男性患者さんのことも忘れることができません．一般的に，オピオイドスイッチングあるいはローテーションは，鎮痛効果が不十分な場合や，許容できない副作用があるときに考慮されるものですが，経済的な理由によっても検討されるべきです[4]．

◆参考文献
1) WHO guidelines for the pharmacological and radiotherapeutic management of cancer pain in adults and adolescents. https://www.who.int/publications/i/item/9789241550390（2022 年 5 月 9 日アクセス）

2) Xie J, Strauss VY, Martinez-Laguna D, et al. Association of tramadol vs codeine prescription dispensation with mortality and other adverse clinical outcomes. JAMA. 2021; 326: 1504-15.
3) Kreutzwiser D, Tawfic QA. Methadone for pain management: a pharmacotherapeutic review. CNS Drugs. 2020; 34: 827-39.
4) Fine PG, Portenoy RK. Establishing "best practices" for opioid rotation: conclusions of an expert panel. J Pain Symptom Manage. 2009; 38: 418-25.

JCOPY 498-05734

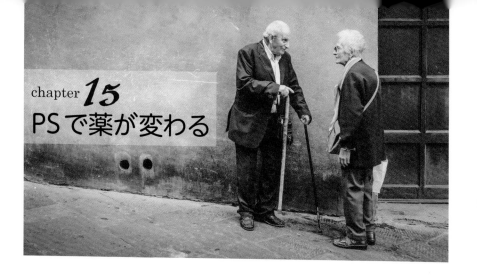

chapter *15*
PSで薬が変わる

> **ポイント**
> - 鎮痛補助薬を投与する時期や状態を考える
> - PS に応じて薬を使い分ける
> - 薬で PS を低下させない

　抗がん治療は Performance Status（PS）を重視していますが，がん疼痛治療はどうでしょうか？　ここでは，がん疼痛治療と PS の関係を考えてみましょう．

■オピオイド鎮痛薬は PS の影響を受けにくい

　オピオイド鎮痛薬を選択する際に，PS を基準として考えることは少ないと思います．その理由は，がん治療ほどの副作用が生じにくいことが挙げられます．もし，オピオイド鎮痛薬が患者さんにとって侵襲性の高いものであったならば，多くのがん患者さんが苦痛に苛まれることになっていたことでしょう．もう一つの理由として，PS が低下して経口ができなくなったとしても貼付剤・坐剤・注射剤があるために，患者さんの状態に応じた投与経路を選択できることもあります．

■鎮痛補助薬は PS の影響を受ける

　一方，鎮痛補助薬はどうでしょうか？　注射剤として投与できる鎮痛補助薬

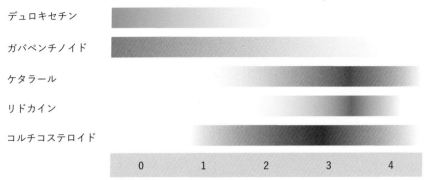

デュロキセチン

ガバペンチノイド

ケタラール

リドカイン

コルチコステロイド

0　　　　1　　　　2　　　　3　　　　4

Performance Status(ECOG)

図 15-1 筆者のイメージする PS と鎮痛補助薬との関係

は，コルチコステロイド（ベタメタゾン®注，デキサメタゾン®注など），リド
カイン（キシロカイン®注），ケタミン（ケタラール®注），クロミプラミン塩酸
塩注（アナフラニール®注）などと限定されています．抗てんかん薬の代表で
あるガバペンチノイド，すなわちガバペンチン（ガバペン®），プレガバリン（リ
リカ®），ミロガバリン（タリージェ®），抗うつ薬のデュロキセチン（サインバ
ルタ®）などは，経口薬しかありませんので内服ができなくなった時点で終了
となってしまいます．さらに，抗てんかん薬や抗うつ薬は眠気，ふらつきなど
の副作用がありますので，高齢や脆弱な患者さんには慎重に処方せざるを得ま
せん．つまり，鎮痛補助薬は PS の影響を受けると考えることもできるのでは
ないでしょうか．　**図 15-1** に私がイメージしている PS［ECOG（Eastern Coop-
erative Oncology Group）による］と鎮痛補助薬の関係を図示してみました．

■ デュロキセチン・ガバペンチノイド

　デュロキセチンを外来で処方する場合，私は PS 2 ぐらいまでの患者さんに
しています．PS 3 を超えると，眠気やふらつきが増えてくる患者さんを多く経
験しました．この製剤は，最少用量が 20mg ですので，少量から調節すること
ができない点も残念なところです．

　その点，プレガバリンは 25mg，ミロガバリンは 2.5mg という少な目の用量
から始められるので，PS 3 ぐらいでも慎重に処方することができます．添付文
書上は 1 日 2 回からなのですが，少し試してみるために夜だけ内服してみるこ

JCOPY 498-05734

ともあります．そのために， 図 15-1 ではガバペンチノイドの方を少し長めに描いています．

　さて，こんな経験はないでしょうか？　抗うつ薬が効きそうな痛みだったので，デュロキセチンを始めたら眠気やふらつきで困ったことはありませんか？私は，このようなときには，ベースのオピオイド鎮痛薬にタペンタドールの上乗せを行うこともあります．ch.7　合わせ味噌のように ▶ p.34 でもお伝えしましたが，ノルアドレナリン再取り込み阻害作用を利用します．もちろん，すでに投与しているオピオイド鎮痛薬をすべてタペンタドールに変更するのでも良いのですが，他のオピオイド鎮痛薬に少量から追加するだけでも神経障害性疼痛が軽減する場合もあります．もし，内服が難しい場合には，モルヒネ，オキシコドン，ヒドロモルフォンなどの注射剤にトラマドール注を追加することで，同じような効果が得られることもありますので，試してみてはいかがでしょうか．

15

PSで薬が変わる

▌ケタミン

　ケタミン（ケタラール®）に関しては様々な意見があると思いますが，私はPS 2 以上の患者さんに用いることが多いです．注射剤しかありませんので，持続注射の設定となると PS 1 の患者さんは想定しにくいかも知れません．しかし，施設によっては，薬剤部の多大な協力により水溶液に調合していただけるところもあります．私も以前は，ケタミン水を処方可能な施設におりましたが，他の鎮痛補助薬で効果が得られない場合には PS 1 の患者さんでも処方していました．ただし，大きな問題がありました．外来ですと，調剤までに時間がかかるので，患者さんを長時間お待たせしなければならないのです．中には，効果は実感しているけれども待つのが嫌なので，止めて欲しいという患者さんもおられました．もしかしたらメサドンが登場してきてからは，ケタミン水の需要は減ってきているのかも知れません．ケタミンを試す前に，まずはメサドンの適応を検討すると良いと思います．

　ところでこのケタミン，一体どんな味がすると思いますか？　ケタミンは2007 年 1 月 1 日から麻薬指定となっていますが，それより以前にケタミン水を調合するために薬剤師さんたちと味見をしたことがあります．率直な印象としては，クスリというより**ヤクヒン**です．決して飲みやすいものではありませんでした．最終的には，単シロップと希塩酸を混ぜて飲みやすいものにしたこ

とを覚えています[1]．おそらく施設によって様々な試みがあるのではないでしょうか．

■ リドカイン

以前は10％製剤があったので皮下投与もしていましたが，現在は販売中止になっていますので静注が基本になります．持続静注という設定で考えると，PS 3以上が対象となるのではないかと思います．しかも，終末期になってくると輸液も減量しますので，血中濃度の上昇が問題となります．終末期がん患者さんを対象に，リドカイン血中濃度測定をルーチンで行っている施設はほとんどないと思いますので，予後は限られてきた場合には減量もしくは中止になることが多いのではないでしょうか．その点では，他の薬剤よりも対象となる患者さんのPSの幅は狭いと思います．

■ コルチコステロイド

緩和ケアを専門とされる方々は，ベタメタゾンを多用されると思います．副作用の糖尿病，易感染性，骨粗鬆症が有名ですが，その他にもせん妄やステロイドミオパチー（骨格筋の萎縮による筋力低下）などもあります．したがって，長期投与を懸念する先生方も多いと思います．しかし，強い浮腫や炎症が痛みを惹起させているような場合には，PSによらず短期間に開始するケースもあることでしょう．また，予後が1ヶ月程度になってくると，せん妄や不眠の原因となることもあるため，減量や中止が望ましいこともあります．

以上，鎮痛補助薬とPSの関連性について考えてみました．もちろん，私の経験と印象だけでのお話ですが，いずれにおいても副作用に注意することはもちろんですが，眠気や転倒によって日常生活を妨げてはならないと思います．これらの薬剤は処方する側のさじ加減が重要ですので，使いこなしていくという姿勢が大切になることでしょう．くれぐれも，**薬でPSを低下させない**ように注意したいものです．

◆参考文献
1) 佐藤 哲，片岡智美，篠 道弘，他．神経障害性疼痛に対する内服薬としてのケタミンの有用性についての検討．Palliative Care Research．2008; 3: E3-4.

はじめての「投与」

　薬剤の**投与**という言葉に違和感を覚えたことはありませんか？　私も以前は，この言葉に抵抗がありました．投与，投薬など，薬を投げ与えるというのは，患者さんに対して**上から目線**であるような気がしたからです．しかし，この投与という言葉には**約 2600 年の歴史**があったのです．

　ある日，京都のお寺巡りをしていたときのことです．そこでは，期間限定で**涅槃図**の特別公開を行っていました．僧侶が，20 人ぐらいの観光客相手に涅槃図の解説をしていました．何気なく聞いていたのですが，この**投与**という言葉が耳に入ってきました．

　下の絵は涅槃図のイメージ図ですが，実際の涅槃図は WEB 版　絵解き涅槃図（臨黄ネット）（http://www.rinnou.net/nehanzu/）を参考にしてください．私が覚えているのは，次のような内容です．

　80 歳の仏陀は，病に冒され，息絶え絶えの状態で横たわっていました．お弟子さんやその他の人々だけではなく，あらゆる生きものたちが仏陀とのお別れを惜しんで，心配そうに集まっていました．天上界から見ていた母親のマーヤ（摩耶）は，愛する息子が危篤状態にあることを嘆き悲しんで，何とかしようと考えます．そこで，雲の上から**不老不死の薬**が入った袋を**投げ与えた**のです．

　しかし，不老不死の薬を入れた袋は，沙羅双樹の樹の枝にひっかかってしまい

15

PSで薬が変わる

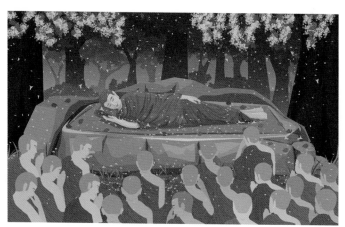

涅槃図

Tom Bangkeaw/Shutterstock. com

ました．そう，仏陀には届かなかったのです．この薬が仏陀に届いていたら，仏陀は永遠の命を手に入れられたことでしょう．横たわる仏陀の脇には，2本の沙羅双樹の樹があります．イラストには描かれていませんが，薬の袋がかかった沙羅双樹の樹は青々と葉が茂っているのですが，そうでない樹の葉は枯れています．これが，不老不死の薬を証明しているのだそうです．

　つまり，歴史上初めて**投薬**を受けたのは，**仏陀**であったというわけです．ですから，投げ与えるということは，患者さんに対して決して失礼な言葉ではありません．この涅槃図には様々なものがあり，沙羅双樹が描かれていないものもあります．また，不老不死の薬袋は，仏陀の衣類など持ち物を収納していた袋だったという説もあります．もし，涅槃図を目にすることがあったら，是非じっくりと観察してみてください．

　少なくとも，投与や投薬という言葉に対するアレルギーが払拭されたのであれば，幸いです．でも，患者さんにお渡しするときは，決して投げたりせずに優しくお願いします．

JCOPY 498-05734

「エビデンス」
に関すること

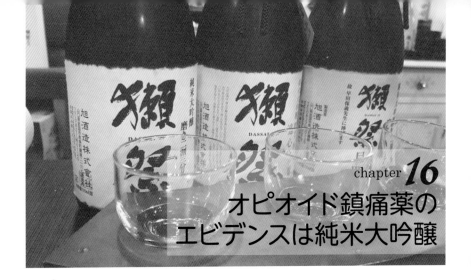

chapter *16*

オピオイド鎮痛薬の
エビデンスは純米大吟醸

ポイント

- ●臨床試験の背景を理解する
- ●エビデンスを確実に理解する
- ●目の前の患者さんに当てはまることかどうかを考える

■ エビデンスの重要性

　がんに関連する医療も，エビデンスに基づいて発展してきたことは事実です．曖昧さを極力排除し，シンプルな条件にすることで，薬物・手術・放射線などの治療やケアがもたらす本当の効果（確からしさ）が確認され続けてきました．エビデンスの積み重ねにより，確実でより良い治療・ケアが選択され，治癒率，生存率や QOL が向上しています．

　確からしさを確認する方法として，臨床試験があります．臨床試験の中でも，厚生労働省から薬，医療機器としての承認を得ることを目的として行われるものを**治験**と言います．最近では，新型コロナウイルス感染症へのワクチンや治療薬などの開発に向けて，様々な治験が行われています．

　臨床試験においては，私たちや患者さんたちの思い込みによる影響を少なくするために，本物の薬物や治療をわからないようにし（盲検化），患者さんの背景や条件を揃えるなどの工夫がされています．本書で紹介しているようなオピオイド鎮痛薬も例外ではなく，ヒトでの臨床試験で効果が確認できた薬剤が市

販されています.

対象患者さん

　臨床試験における患者さんの条件は，主に2つです．一つは，適格基準あるいは選択基準です．オピオイド鎮痛薬の臨床試験では，同意が得られていること，年齢（例えば20歳以上），がんと診断されていること，ある基準以上（例えばNRS≧4）のがんによる痛みがあること，痛みの評価が可能，活動性（Performance Status: PS），オピオイド鎮痛薬を使用している，または必要であること，一定期間（多くは3ヶ月以上）の生存が期待できること，などの条件を満たす患者さんが対象となります．もう一つは，除外基準です．肝機能障害，腎機能障害，認知機能の低下がある場合や，痛みの原因に関連する手術や放射線療法が予定されている場合には試験に参加することができません．

緩和ケア病棟に入院している患者さんの多くは治験対象外

　私も，これまでに複数のオピオイド鎮痛薬に関する治験に携わってきましたが，適格基準を満たす患者さんを探すことが大変でした．最近では，がん治療中から緩和ケアに紹介され，外来で痛みの治療を受けている患者さんは増えてきていますが，緩和ケア病棟に入院している多くの患者さんは，Eastern Cooperative Oncology Group が定める PS で3~4（日中もほとんど臥床しているか寝たきりのような状態）でした．また，認知機能障害があることや，予後も1ヶ月ぐらいと短かったために，ほとんどの方は治験には参加できませんでした．多くの患者さんを外来や入院で診ておりましたが，適格基準を満たす患者さんは数パーセント未満だったのです．

　そうなると，市販されているほとんどのオピオイド鎮痛薬は，緩和ケア病棟や在宅におられる患者さんに対する効果や安全性が不明であると言わざるを得ません．最近では，治験でのデータと実際の臨床現場でのギャップを埋めるために，real-world などというタイトルを冠した研究報告が増えてきています．

二割三分磨き

　冒頭の写真をご覧ください．日本酒好きの方であれば，よくご存知でしょう．山口県の旭酒造さんが造っている獺祭（だっさい）という日本酒です．日本酒は銘柄もたく

さんありますが，同じ銘柄でも米の種類や精米歩合，仕込み方，絞り方，火入れの仕方，時期などによって独自の名称がつけられていて，味も全く異なります．精米歩合というのは，玄米を 100％として表面部分を削り取り（磨き），残った白米の割合を示します．つまり，二割三分磨きということは，七割七分は捨てられてしまうのです．なぜこのようなことをするのかというと，米の外側には雑味となる成分が混ざっているため，米を磨いて本当に美味しいところだけを集めてお酒にすると美味しくなります．吟醸というのは精米歩合 60％以下，大吟醸は 50％以下とされています．ですから，二割三分磨き（23％）は本当に美味しいお酒なのです．

　写真は，すべて獺祭の二割三分磨きです．左側が最もよく知られているものです．中央は，もろみからお酒を分離する際，加圧するのではなくて遠心分離法を利用して造られたものです．これにより，純米大吟醸の良さが損なわれることなくより美味しくなります．さらに，右側のものは，故 早田保義先生（明治大学教授）との共同開発により造られたお酒です．二酸化炭素をマイクロバブル化してお酒に加えることで，65℃・15 秒という短時間で，熱殺菌と同等の効果が得られるのだそうです[1]．そのおかげで，お酒の質を低下させることなく，極上のお酒に仕上げられています．私は獺祭早田が一番美味しいと思いました．日本酒好きな方は是非，お試しください．

▌エビデンスと純米大吟醸

　ついつい脱線してしまいましたが，本題に戻ります．オピオイド鎮痛薬のエビデンスと純米大吟醸は似ています．オピオイド鎮痛薬の治験に参加できたのは，がん患者さんの中でも選ばれた方々，つまり純米大吟醸になれたお米の一部です．

　各々の臨床試験は，システマティックレビューやメタアナリシスとしてまとめられていますが，そこから得られるエビデンスが目の前の患者さんに当てはまるのかどうかは誰にもわかりません．なぜならば，患者さんの背景や状態が全く異なるからです．エビデンスはあくまでも手がかりの一つです．そのエビデンスを構成している患者さんの背景を理解し，目の前の患者さんに当てはまるのかどうか（実装可能であるのかどうか）を常に意識する必要があります．

　美味しい日本酒を飲んだとき，日本酒になれなかったお米のことを思い出し

JCOPY 498-05734

てみてください．著明な医学雑誌でオピオイド鎮痛薬に関する論文を読んだとき，臨床試験に参加できなかった多くの患者さんたちのことを想像してみてください．

　また，同じオピオイド鎮痛薬と呼ばれていても，それぞれに特徴があるという点では，同じ二割三分磨きでもいろいろな獺祭があるのと似ていますね．

◆参考文献
　1）旭酒造株式會社．https://www.asahishuzo.ne.jp/（2022 年 5 月 9 日アクセス）

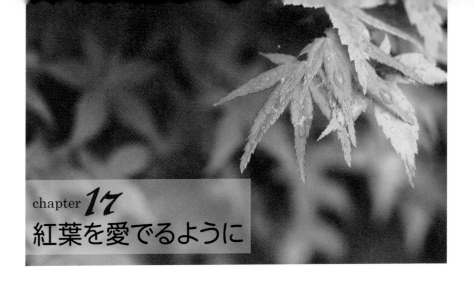

chapter *17*
紅葉を愛でるように

- 大局観を忘れない
- 枝葉末節にこだわる
- 山を眺めつつ，1枚の葉を味わう

紅葉の楽しみ方はマクロからミクロまで

　皆さんは，**紅葉**という言葉を聞くと何を思い浮かべますか？　真っ赤に染まった山でしょうか．あるいは，1本の樹木でしょうか．それとも，1枚のもみじの葉でしょうか．想像することは人それぞれだと思います．あるとき，秋田に向かう機上から山脈全体が真っ赤に染まっている光景を目の当たりにし，紅葉をマクロ的視点で見るとはこういうことであると気がつきました．またあるとき，京都の永観堂で池の周りに見事な紅葉を楽しむこともできました．よくよく見るとたった1枚の葉にもグラデーションがあり，2つとして同じ葉はないことに気がつきました．私たち日本人は1枚の葉から，野山の錦や谿紅葉（たにもみじ）まで，様々な紅葉の楽しみ方を知っています．

エビデンスと植生

　システマティックレビューやメタアナリシスというものが森に相当するとします．山全体を俯瞰的に見ることで，その山特有の植生を知ることができます．

無作為化比較試験は森を構成している林でしょうか．ある程度まとまった群生を見ると，その特徴を把握することができます．林は1種類の木に還元されますから，モミジ，カエデ，ナナカマド，ハゼなど様々です．さしずめ，ケースシリーズみたいなものでしょう．さらに，1枚の葉は色も形も異なる唯一の症例報告です．私たちの目の前の患者さんと同じです．紅葉を愛でるのは，マクロ的視点でもミクロ的視点でもどちらでも良しというところでしょうか．

　がん疼痛治療に興味を持つことは，紅葉を愛でることと似ています．多くの患者さんに当てはまる規則性を見出すことも大切です．いわゆる質の高いエビデンスはこれに相当します．一方で，珍しい症例を経験した場合には症例報告をすることがありますが，1例だけでは普遍性が乏しいために質の低いエビデンスとなります．

17

紅葉を愛でるように

▍がん疼痛治療のマクロ

　ここで，山を見るような代表的な研究をご紹介しましょう．**図17-1**はネット

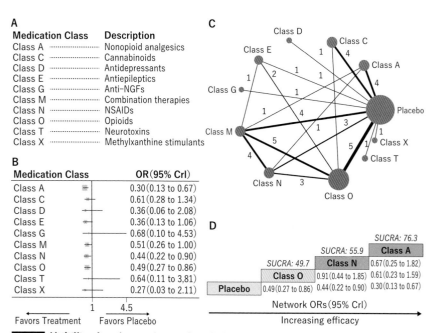

図17-1 鎮痛薬のネットワーク・メタアナリシス
(Huang R, et al. J Clin Oncol. 2019; 37: 1742-52[1])

JCOPY 498-05734

99

ワーク・メタアナリシスという手法で各種鎮痛薬や鎮痛補助薬の効果を種類ごとに比較しています[1]．Ａという薬剤とＢという薬剤を比較できなかったとしても，プラセボや共通する薬剤との比較から間接的に比較ができるという手法です．これは，ドローンを使って森全体を俯瞰するような研究と言えるでしょう．

　次は，１本の木を見るような研究です．タペンタドールというオピオイド鎮痛薬は，**ch.7 合わせ味噌のように** ▶ p.34 でもご紹介しましたが，μ オピオイド受容体作動とノルアドレナリン再取り込み阻害の２つの異なる鎮痛作用機序を持っています．このタペンタドールを単施設で84例の患者さんに投与してみたところ，93％の患者さんで痛みが軽減したという後ろ向き観察研究です[2]．著者の佐塚先生，小板橋先生たちは，日本における **real-world** を示しておられます．これは，治験に参加できなかった患者さんたちも対象としていると考えられます．

▌がん疼痛治療のミクロ①（タペンタドール）

　１枚の葉を愛でるような研究をみてみましょう．緩和ケアに従事している医師であれば，誰もが知っているイタリアの大御所 Mercadante 先生による症例報告です[3]．69歳の女性で多発性骨髄腫の患者さんでした．骨病変による胸部や腰部の痛みがあり，これまでにもモルヒネ，オキシコドン，フェンタニル，ヒドロモルフォンなどいろいろと試してきたのですが，痛みが取れませんでした．メサドンを60mg まで投与したのですが，NRS は８で眩暈も出てきてしまいました．そこで，タペンタドール100mg を始めたところ効果があったので，最終的にはタペンタドール300mg で NRS ２まで痛みが落ちついたという症例です．

　たった１例なのですが，インパクトのある鮮やかな一葉であると思います．理由は２つあります．メサドンはリリーフエースのようなイメージがあったので，メサドンからタペンタドールへ変更するという発想が私にはなかったからです．また，メサドン60mg からタペンタドール300mg への変更というのは，添付文書などを確認する限りでは明らかに投与量が不足していると言わざるを得ません．この論文を読んだときには，本当にびっくりしました．オピオイドを変更することのメリットを再認識し，多発性骨髄腫の痛みに対するタペンタ

ドールの可能性も考えさせられた報告です.

■ がん疼痛治療のミクロ② （セロトニン症候群）

もう一葉，ご紹介します．埼玉がんセンターの金島先生と余宮先生によるもので，抗うつ薬であるフルボキサミンマレイン酸（ルボックス®またはデプロメール®）を服用中の患者さんにタペンタドールを投与したところ，セロトニン症候群が生じてしまったという症例報告です[4]．フルボキサミンマレイン酸にはセロトニン再取り込み阻害作用，タペンタドールにはノルアドレナリン再取り込み阻害作用がそれぞれありますが，結果的にはセロトニン性神経伝達が亢進してしまったようです.

セロトニン症候群は，ミオクローヌス，発汗，振戦，発熱，不眠，頻脈，アカシジア，焦燥，眩暈などの症状を生じます．進行がん患者さんには多彩な症状が出現しやすいので，見落とされてしまうこともあるかも知れません．たった1例なのですが，これらの薬剤を同時に投与している場合などでは忘れてはならないものであると思います．特に副作用については希なケースであったとしても，症例報告が重要です.

■ がん疼痛治療のミクロ③ （アセトアミノフェン）

私の経験もお話ししましょう．オピオイド鎮痛薬を投与されている患者さんに，アセトアミノフェンを追加投与することの効果は明らかにされていません．ガイドラインなどではどちらかというと否定的な論調になっています[5].

50代の男性で舌がんの患者さんでした．ジクロフェナク75mg，オキシコンチン®80mg，タリージェ®20mgを継続していましたが，痛みのため受診しました．耳鼻科でアセリオ®注1000mgを点滴静注したところ，痛みがほとんどなくなったとのことでした．結局，アセトアミノフェン（カロナール®）シロップ4000mgの併用を開始し，疼痛コントロールは比較的良好となりました.

特別珍しいケースではないと思いますので，症例報告をするまでもありません．このようなケースは経験として蓄積されていきますし，皆さんも多くの経験をされておられると思います．エビデンスが明らかではない，あるいはガイドラインなどで"Do not"とされているからといっても治療をしてみなければわからないことはたくさんあります.

マクロとミクロの両方の視点を大切にする

　多くの患者さんは森や林を見ていれば治療することができるのでしょうが，すべての患者さんに当てはまるわけではないので，目の前の患者さん一人ひとりに応じた治療を丁寧に行うことの重要性をご理解いただけたと思います．林や森を俯瞰的に見るというマクロ的視点と，あたかも 1 枚の葉を愛でるようなミクロ的視点の両者が重要であると思います．

　エビデンス重視の現在では，残念ながら症例報告の価値は低く見られていて，医学雑誌でも採択されにくい現実があります．では，皆さんの臨床の支えはなんでしょうか？　もしかしたら，あのときはこんな治療をしたとか，ガイドラインでは推奨されていないけれども，あの患者さんにはこの治療がよく効いたなど個々の症例を想起しながら治療していることはないでしょうか．最新のレビュー，ガイドラインで全体的な傾向を俯瞰し，無作為化比較試験や症例報告も参考にしつつ，一人ひとりに合った治療を行うことが理想的です．

◆参考文献
1) Huang R, Jiang L, Cao Y, et al. Comparative efficacy of therapeutics for chronic cancer pain: a Bayesian network meta-analysis. J Clin Oncol. 2019; 37: 1742-52.
2) Sazuka S, Koitabashi T. Tapentadol is effective in the management of moderate-to-severe cancer-related pain in opioid-naïve and opioid-tolerant patients: a retrospective study. J Anesth. 2020; 34: 834-40.
3) Mercadante S, Ferrera P, Adile C. Switching from methadone to tapentadol for cancer pain. J Pain Symptom Manage. 2012; 44: e3-5.
4) 金島正幸，余宮きのみ．タペンタドールと選択的セロトニン再取り込み阻害薬の併用でセロトニン症候群を発症した 1 例．Palliat Care Res. 2019; 14: 203-7.
5) Chapman EJ, Edwards Z, Boland JW, et al. Practice review: evidence-based and effective management of pain in patients with advanced cancer. Palliative Med. 2020; 34: 444-53.

JCOPY 498-05734

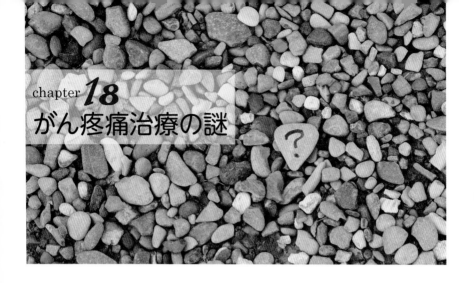

chapter *18*
がん疼痛治療の謎

ポイント

- エビデンスと臨床の乖離を見つめる
- 研究対象となっている痛みを吟味する
- 謎を追究する

　臨床の現場というものは，摩訶不思議なことで溢れています．ガイドライン
で推奨されていないことやエビデンスがないとされていることでも，実際には
効果があったというような経験はありませんか？　あるいは，その逆もしかり
です．ここでは，私にとって疑問が残っているものを挙げてみたいと思います．

▊ アセトアミノフェンはなぜ効くのか？

　前章で，アセリオ®1000mgの点滴静注がよく効いた舌がんの患者さんをご
紹介しました．オピオイド鎮痛薬にアセトアミノフェンを追加することはあま
り推奨されていないのですが[1]，試してみる余地はあるということなのでしょ
う．

　そもそも，アセトアミノフェンはなぜ効くのでしょうか？　アセトアミノ
フェンは，肝臓でp-アミノフェノール（p-aminophenol）に代謝されます．
p-アミノフェノールは血液脳関門を容易に通過し，脂肪酸アミドヒドロラーゼ
（fatty acid amide hydrolase: FAAH）により，N-アシルフェノールアミン
（AM404）へ代謝されます．このAM404は，シクロオキシゲナーゼ（COX），

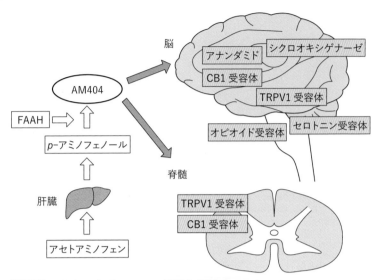

図18-1 アセトアミノフェンの鎮痛作用機序
(Ohashi N, et al. Front Pharmacol. 2020; 11: 580289[2)]をもとに作成)

アナンダミド，カンナビノイド受容体（CB1），transient receptor potential vanilloid 1（TRPV1），オピオイド，セロトニン（5-HT$_3$）などの受容体を介して鎮痛効果を発揮することまでわかっています **図18-1** [2)].

　未だに謎の多いアセトアミノフェンですが，実は多くの作用機序がありそうです．痛みの初期には効果がなくても，ある時期には効果が現れるということもあるのかも知れません．ある特定の痛みに対して有効なのかも知れませんが，使い分けまではわかりません．現在は，アセリオ®の点滴静注がありますので，アセトアミノフェンを投与していないのであれば，投与してみてはいかがでしょうか．15分後に結果が明らかになることでしょう．

▎メサドンを初めから開始できないのか？

　メサドンをオピオイド鎮痛薬の第一選択薬として投与することは，添付文書やガイドライン上では推奨されていません．メサドンは，経口モルヒネ換算で60mg/日以上の他のオピオイド鎮痛薬では痛みが緩和されない場合に変更することとされています．しかし，第一選択薬として開始することも可能ではないかという意見もあります[3)].

メサドンは他のオピオイド鎮痛薬と比較して，鎮痛効果や副作用が同等であることがわかっています．薬理学的な特徴として，高い生物学的利用能（bio-availability），迅速な鎮痛効果の発現，長い半減期，NMDA受容体拮抗作用などがあります．文献レビューでは，メサドンを投与した患者さんでは，用量調整の幅が少なかったそうです．欠点としては，蓄積による遅発性の毒性，薬物相互作用，QT延長とそれに伴う重篤な不整脈の可能性，他のオピオイド鎮痛薬から変更する際の換算比が一定でないことなどがあります．

日本で，メサドンを第一選択薬として開始できない点を考えてみたいと思います．まず，製剤が5mgであるので，1日2回投与すると10mg以下では開始できないことが挙げられます．添付文書では，経口モルヒネ60mg以上をメサドン15mgへ変更となっていますので，メサドン10mgは経口モルヒネ40mgが下限となってしまいます．もし，2.5mg錠があれば，1日2回で5mgから開始できるはずです．ここは帝國製薬さんに頑張って欲しかったところです．

2つ目は，レスキュー薬がないことですが，これはタペンタドールも同じことですので，メサドンを第一選択薬にできないという理由にはなりません．

3つ目に，オピオイド開始前後で心電図検査をルーチンにすることの煩わしさがあります．これは，患者さんにとっては，時間的な負担になるかも知れません．しかし，経済的な負担にはなりません．経口モルヒネ60mg相当量は，MSコンチン®錠1,427円，オキシコンチン®TR錠906.6円，メサペイン®錠556.2円なのです．これを30日続けると，MSコンチン®とメサペイン®では26,124円の差が生じます．心電図検査の検査料は1回1,300円（3割負担で390円）ですから，メサドンの方が経済的負担は圧倒的に少ないのです．

以上より，現段階でメサドンは第一選択薬にはならないのですが，可能性を探るための臨床試験というのはあっても良いと思います．

▌ケタミンはなぜ嫌われるのか？

鎮痛補助薬の中でもケタミンは別格な薬剤です．日本では，麻薬指定になっていますし，ch.15 PSで薬が変わる ▶ p.87 でも触れましたが，ケタミン水として調合ができなければ注射剤しか利用できない点もあります．神経障害性疼痛への効果がはっきりせず，眠気・せん妄・悪夢などの副作用があって，刺激が強いので皮下注射に向かないなどの理由からケタミンは敬遠されてしまうのか

も知れません[4]. 臨床試験でも, NNT (number need to treat)[*1]が NNH (number need to harm)[*2]を上回るために, ケタミンはたやすく使わない方が良いという結果になっていました[4].

　私がケタミンをよく用いるのは, 骨転移による痛みや肝被膜伸展痛が多いです. **ch.5 痛みは時相で変わる** ▶ p.26 でも触れた, がん誘発性骨痛 (CIBP) にはケタミンがよく効く印象です.

　80代の女性患者さんでした. 肺がんと多発骨転移が強く疑われたのですが, 精査や治療は希望せずに訪問診療となりました. 痛みに対しては, ロキソプロフェンナトリウムとMSコンチン®を開始しました. 腰背部の増悪に対してMSコンチン®を増量したところ, 眠気の増悪があり再び減量しました. その代わり, ケタミン持続皮下注射を24mg/日で併用したところ, 痛みは落ち着きました. そのまま在宅で最期を迎えるまで, ケタミンを継続しました.

　ケタミンの作用機序として, 最も知られているのは NMDA 受容体拮抗作用ですが, その他にも Na^+や Ca^{2+}などのイオンチャネルの遮断作用, オピオイド受容体作動作用, ノルアドレナリン・ドーパミン・セロトニンなどのモノアミン再取り込み阻害作用, アセチルコリン受容体遮断作用, 抗炎症作用などもあるようです[5]. CIBP に寄与している作用は定かではないのですが, 前向きに見るのも面白いと思います.

▌研究対象の痛みを揃える

　以前, がん疼痛治療の研究対象となる痛みは, がんと診断された患者さんのあらゆる痛みでした. ある意味, 凄く乱暴な研究デザインであったと思います. しばらくすると, 痛みの性状を侵害受容性疼痛 (体性痛あるいは内臓痛) と神経障害性疼痛と分けるような研究が増えてきました. 例えば, 通常の NRS による評価以外に, 神経障害性疼痛を評価するツールで診断された痛みを対象としています.

　しかし, それだけで十分なのでしょうか？　肺がんの胸壁浸潤の痛みと歯肉

[*1] NNT (number need to treat)：治療必要数. ある治療を行った場合, 1人に効果が得られるまでに何人に治療する必要があるのかを表す数字.

[*2] NNH (number need to harm)：有害必要数. ある治療を行った場合, 何人に治療をすると1人に有害作用が出現するのかを表す数字.

がんの上顎洞浸潤の痛みを同じ土俵で論じることに，私は疑問を感じています．がんの周囲にある神経，筋，骨，膜などの構造は痛みに多大な影響を与えますし，潰瘍・炎症・出血・感染などの有無によっても痛みの閾値は大きく左右されると思います．また，純粋な侵害受容性疼痛と神経障害性疼痛を切り分けることは難しく，多くの痛みは混合性疼痛なのではないでしょうか．

　これからは，痛みのモデルを限定して，鎮痛薬の効果を確認する方が良いのではないかと常々考えています．膵がんの腹腔神経叢浸潤による痛み，肝被膜伸展痛，長管骨のCIBP，椎体転移による根症状から生じる痛み，腕神経叢浸潤症候群，腰仙部神経叢浸潤症候群，悪性腸腰筋症候群や肺がんの胸壁浸潤による痛み，頭頸部がんの原発巣からの痛みなど，研究対象となる痛みはいくらでもあります．

　当然のことながら単施設での症例集積は難しいので，多施設共同研究になります．その先には，薬物療法と非薬物療法〔放射線療法，神経ブロック，IVR (interventional radiology)〕などとの比較あるいは組み合わせにより，質の高いがん疼痛治療ができるかどうかを検討することもできると思います．例えば，切除不能膵がんによる痛みには，腹腔神経叢ブロックを行う方がオピオイド鎮痛薬の投与量も減少でき，便秘も軽減できることは明らかになっています[6]．このようなエビデンスの積み上げこそが，未来の患者さんにとって大切なことではないでしょうか．

◆参考文献

1) Chapman EJ, Edwards Z, Boland JW, et al. Practice review: evidence-based and effective management of pain in patients with advanced cancer. Palliat Med. 2020; 34: 444-53.
2) Ohashi N, Kohno, T. Analgesic effect of acetaminophen: a review of known and novel mechanisms of action. Front Pharmacol. 2020; 11: 580289.
3) Mercadante S, Bruera E. Methadone as a first-line opioid in cancer pain management: a systematic review. J Pain Symptom Manage. 2018; 55: 998-1003.
4) Hardy J, Quinn S, Fazekas B, et al. Randomized, double-blind, placebo-controlled study to assess the efficacy and toxicity of subcutaneous ketamine in the management of cancer pain. J Clin Oncol. 2012; 30: 3611-7.
5) Sawynok J. Topical and peripheral ketamine as an analgesic. Anesth Analg. 2014; 119: 170-8.
6) Yan BM, Myers RP. Neurolytic celiac plexus block for pain control in unresectable pancreatic cancer. Am J Gastroenterol. 2007; 102: 430-8.

カンナビノイド

　カンナビノイドとはカンナビス（大麻草）の成分の総称であり，生体内に存在する内因性カンナビノイドの一つがアナンダミドです．カンナビノイド受容体のCB1とCB2は，人体のあらゆる部位に存在していて，特にCB1は脳内に存在する受容体の中で最多です．カンナビノイド受容体，内因性カンナビノイドであるアナンダミドや2-AG（2-アラキドノイルグリセロール）とそれらの合成酵素・分解酵素を総じて，エンドカンナビノイド・システム（endocannabinoid system: ECS）と呼ばれています．ECSはすべての哺乳類に存在し，ホメオスタシスの維持に関与しているようです．

　大麻から抽出された成分であるCBD（カンナビジオール）は，難治性てんかんの治療薬エピディオレックス（商品名）という医薬品として承認されており，日本でも導入が検討されています．CBDそのものはCB1に結合しないのですが，内因性カンナビノイド（アナンダミド，2-AG）の血中濃度を高める作用があります．CBDには抗炎症効果や免疫調整効果があり，CBDを含むオイルやクリームなどが市販されています．私も使ってみましたが，睡眠の質が改善してよく眠れるようになり，ヘバーデン結節による手指の痛みが改善しました．　図18-1 ▶ p.104 に示したように，アセトアミノフェンはアナンダミドやCB1に作用するようですので，もしかしたら相加・相乗効果が期待できるかも知れません．

　なお，大麻草の成分のうちテトラヒドロカンナビノール（THC）は中枢神経に作用して，アヘンと同様の中毒作用を示します．国内では，THCフリーのCBDのみしか販売が認められていません．

JCOPY 498-05734

「臨床現場」

で大切にしたいこと

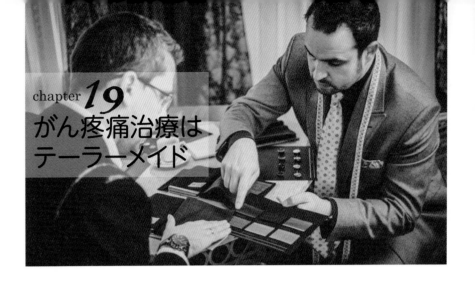

chapter 19
がん疼痛治療はテーラーメイド

ポイント

- 個別性の重視
- 観察力を高める
- フィッティング能力を高める

オーダーメイドの服

　皆さんは，オーダーメイドの服を着ておられますか？　もしかしたら，着ている方は少数派かも知れません．では，オーダーメイドと聞くとどんなイメージをお持ちでしょうか？　お洒落で，センスが良くて，経済的にも余裕があって，セレブで…などでしょうか．因みに私は，オーダーメイドの服などは一切着ていません．スーツは洋服の青山，普段着はすべてユニクロです．コストパフォーマンスがまずまずで，ファッションにはあまり関心がないからなのでしょう．ただ，靴下だけはこだわりがあって，靴下屋 Produced by Tabio にしています．靴下屋さんの靴下は丈夫で履きやすくて長持ちするからです．残念ながら，今住んでいる地域では購入ができないので，都会へ出張した際にまとめ買いをしています．

　さて，もしオーダーメイドの服を作ってもらうとしたら，どんな店や店員にお願いしたいでしょうか？　せっかくの大枚をはたいて，時間をかけて作るのですから，納得できる服を安心して任せられる店や店員に頼みたいと思うはず

です．例えば，デザインの良さ，生地やボタンなどの豊富さ，縫製がしっかりしていること，価格が高すぎないこと，そして，店員のセンスが良くてフィッティング能力が高いことなどでお店を選ぶことでしょう．

　特に，最後のフィッティング能力はとても重要です．どんなに素晴らしい服であっても，全員にフィットするというわけではありません．なぜなら，私たちの髪型，顔，体型，姿勢，雰囲気，表情，好み，服を着る場面はそれぞれ異なるからです．また，もともとファッションセンスが良い方は別として，私のようにどの服が自分に合うのかがわからず，ネクタイとスーツとシャツの合わせ方の基本など知らない方も少なくはないのではないでしょうか．このようなときに，フィッティング能力の高い店員がいてくれるとありがたいものです．

　ところで，このオーダーメイドという言葉は和製英語であることをご存知でしょうか？　英語では，tailor-made や custom-made と表現されます．tailor とは「仕立屋」のことです．一方，custom とは，名詞の風習，習慣，常連客という意味に加えて，形容詞では特別注文のという意味があります．パソコンなどで特別注文する場合などには，カスタムメイドと言いますね．動詞の customize は，形のあるものでも，形のないものでも使える言葉です．

▌テーラーメイドの鎮痛薬

　それでは，がん疼痛治療薬の場合を考えてみましょう．よく言われることですが，痛みの原因，部位，性質，感じ方は個人によって異なります．持続痛や突出痛の程度も異なれば，痛みの持続時間にも個人差があることでしょう．また，オピオイド鎮痛薬への反応が異なることは，ch.3 "unlearn" の重要性 ▶ p.14 でも説明した通りです．さらには，医療機関が採用している薬剤，医師が使い慣れている薬剤，地域で汎用されている薬剤もすべて異なることでしょう．

　がん疼痛治療薬の選択を先ほどのオーダーメイドの服と比較して考えると，薬の飲みやすさ，鎮痛薬の種類や規格の豊富さ，製剤が安心して使えること，価格が高すぎないこと，そして，医療従事者のセンスが良くてフィッティング能力が高いこととなります．がん疼痛治療に携わる医療従事者に求められるのは，患者さん一人ひとりにピッタリ合う薬剤を選択することです．WHO がん疼痛治療法の中にも，for the individual（患者ごとに）という文言があることはご存知でしょう[1]．

がん疼痛治療薬の仕立屋

私たちが目指すべき立場は，がん疼痛治療の**仕立屋**です．これは，ワインなどの**ソムリエ**にも似ています．しかし，両者には決定的な違いがあります．ソムリエはレストランで食事をしている時間内でのお付き合いですが，仕立屋は服がほころびたときの修理やサイズが合わなくなったときの調整が必要になったときでも求められます．つまり，長期にわたってサポートを続けることになるのです．私たちは，薬を開始して終わりではなく，薬が合っているのかどうか，量を調整する必要はないか，本当は飲みにくいのではないかなどを確認し，必要に応じて微調整をするという作業を継続しなければなりません．

仕立屋に求められる能力

仕立屋になるためには，採寸，素材や材料に関する知識，縫製の仕方，服に関する基本的な知識から流行に至るまで幅広い知識が必要であると思います．あらゆるジャンルにおける一流の職人に共通していることは，常により良いものを創ろうとするその姿勢です．

滋賀県大津市に，**中川周士**さんという木工芸家がおられます[2]．ドン・ペリニヨンの公式シャンパンクーラー konoha を創ったことで有名です．あるとき，直接お目にかかってお話を伺う機会があったのですが，300 種以上の鉋（かんな）を駆使して，個々の素材を活かしながら木材に新たな命を吹き込む姿には迫力がありました．

中川さんの素材や木目を読む力は，私たちの患者さんに対する観察力と同じです．がん疼痛治療においても時には職人のようなこだわりも必要ですが，そのためには十分な経験が前提となります．

プロフェッショナルとしての仕立屋へ

がん疼痛治療に関するほぼすべてのテキストには，痛みの包括的評価という項目があります．この中では，痛みの部位，経過，強さ，正常，パターン，増悪因子・軽快因子，日常生活への影響などが挙げられており，評価のために Numerical Rating Scale (NRS)，Visual Analogue Scale (VAS)，Face Pain Scale (FPS)，McGill Pain Questionnaire などのツールを用いること

JCOPY 498-05734

が推奨されています[3,4]．果たしてこれだけで十分でしょうか？

　ワンランク上の仕立屋を目指す皆さんには，もう一歩踏み込んでいただきたいことがあります．それは，**患者さんの好み**，**大切にしていること**，**価値観**，**ライフスタイル**，**理想とする状態**，**アドヒアランス**などを確認することです．これらのことを聴き出すには時間もかかりますが，何よりも信頼関係が欠かせません．高価で良いものだけを勧める仕立屋は，一流ではないはずです．とにかく見栄えが良いものをという人もいれば，少し見劣りしても飽きずに長く着られるものが良いという人もいます．

■ディテールにこだわる仕立屋へ

　がん疼痛治療においても，薬の数は少ない方が良い，飲みやすい薬が良い，痛みは完全にない方が良いという患者さんもいれば，多少は痛みが残っても眠気がない方が良い，飲みにくくても良いから副作用が少ない方が良い，とにかく安く済ませたいなど，様々な好みや希望があるはずです．また，レスキュー薬にしても，職場で飲むことを同僚に知られたくない，仕事中でも簡単に飲めるようにしたい，飲んだ後に眠気が続かないようにしたい，など様々なニーズがあるはずです．このような個別性のある細かいこと（ディテール）への配慮は，WHO のガイドラインにも with attention to detail（細かい配慮を）と書かれています[1]．

　なぜ，このような細々としたことが重要かと言うと，多くの患者さんはこれらのことを私たちに言えずに我慢している可能性があるのです．診療のたびに，「痛みはどうですか？」，「薬は飲んでいますか？」と聞くのと同時に，「飲みにくくないですか？」，「薬のことで何か困っていませんか？」，「もうちょっと，こうなったら良いなということはありませんか？」などと聞くことを習慣にするのはいかがでしょうか．言われる前に，言葉にできない悩みやつらさを察することができるのは**一流の技**です．

■オピオイド鎮痛薬と他の商品との違い

　一般的な商品であれば，私たちは自分で選ぶことができます．素人でも，ソムリエがいれば食事や雰囲気に相応しいワインを味わうことができます．ファッションセンスがなくても，ハウスマヌカン（これも日本の造語）や仕立

屋がいれば，自分に合う服を身につけることができます．市販薬であれば，薬局やドラッグストアの薬剤師と相談して，症状に合わせた薬剤を手に入れることはできるでしょう．しかし，オピオイド鎮痛薬などの薬剤は，市販薬ではなく医療機関で処方される薬剤ですので，患者さんが自分で選ぶことができません．あくまでも，医療従事者側に決定権が委ねられているのが実情です．

　目の前の患者さんにどの薬が合っているのかを見極めるのは，私たち次第です．そのフィッティング能力を磨くためには，通常のアセスメントに加えて前述したようなワンランク上の関わり，ディテールへのこだわり，そして常に新しい情報のアップデートが必要であると思います．

◆参考文献

1）WHO guidelines for the pharmacological and radiotherapeutic management of cancer pain in adults and adolescents. https://www.who.int/publications/i/item/9789241550390（2022 年 5 月 9 日アクセス）
2）中川木工芸 比良工房. https://nakagawa.works/（2022 年 5 月 9 日アクセス）
3）日本緩和医療学会，編. がん疼痛の薬物療法に関するガイドライン 2020 年版. 東京: 金原出版; 2020.
4）日本緩和医療学会，編. 専門家をめざす人のための緩和医療学 改訂第 2 版. 東京: 南江堂; 2019.

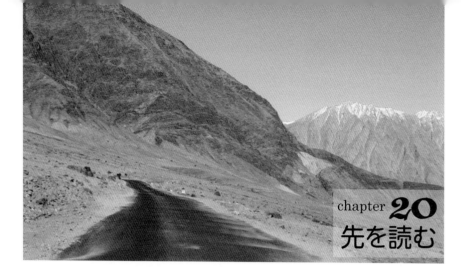

- 病気の変化を読む
- 機能の変化を読む
- 生活の変化を読む

がん疼痛治療の変化

　がん治療の目覚ましい進歩により，がん患者の生存率は向上しています．がんサバイバーの増加が予想されますが，中には痛みなどの症状を抱えながら生活している患者さんが多いことも指摘されています．ch.4 アクセルを踏みつつブレーキを踏む ▶ p.21 でもお伝えしましたが，がんサバイバーの 3 人に 1 人は慢性的な痛みを抱えています[1]．また，分子標的薬，免疫チェックポイント阻害剤などが増加したことにより副作用も複雑になってきました．抗がん薬治療，放射線治療，手術療法などによる副作用としての慢性疼痛も多岐にわたっています[2]．

　がんとともに歩む時間が長くなるということは，がんやがん治療によって生じる痛みを抱えながら過ごす時間も長くなる可能性があります．そこで，考えておかなければならないことは 2 つあります．一つは，ch.4 アクセルを踏みつつブレーキを踏む ▶ p.21 でお伝えしましたが，**がん疼痛**と**慢性疼痛**の見極めです．もう一つは，ch.5 痛みは時相で変わるでお伝えした**痛みの軌道** **図 5-1** ▶ p.27) です．がん患者さんの痛みは変化することが想定されますので，あらか

じめ対策を講じておくことが求められます.

　さらに，昨今のオピオイド鎮痛薬の多様性も考えておきたいところです．オピオイド鎮痛薬の種類は増えているのですが，地域や施設において処方される薬剤が異なり，医療連携の際に問題が生じているのも事実です.

　ここからは，想定される変化について詳しく考えてみましょう.

▌痛みの性状の変化

　ch.5 痛みは時相で変わる ▶ p.26 でも触れましたが，がん誘発性骨痛（cancer-induced bone pain）は初期の侵害受容性疼痛から慢性期の神経障害性疼痛へ移りゆく可能性があります．また，膵がんでは腫瘍の増大によって周囲の神経，血管，腸管などへの浸潤が進行すると，痛みの増悪や範囲が変化すると予測されます．卵巣がんなどで傍大動脈領域のリンパ節腫大があれば，将来的に悪性腸腰筋症候群などが生じるかも知れません．また，末梢側の肺がんであれば，胸膜や胸壁への浸潤による難治性の痛みが懸念されます.

　将来的に，通常のオピオイド鎮痛薬のみで対応可能なのか，鎮痛補助薬を投与する可能性はあるのか，あるいはメサドンへの変更が必要となるのかどうかなどの予測が立てられるかも知れません．もし，難しい痛みになることが予想されるのであれば，メサドンを処方できるように準備する，あるいは処方可能な医師や施設を探しておくことはできるでしょう.

　また，どこかの段階で，神経ブロック，放射線療法，IVR（interventional radiology）などの非薬物療法などを行う方が良い場合もあります．自施設で実施できない場合には，実施可能な医師や施設を探しておく必要があります.

▌投与経路の変更

　消化器系のがんや腹膜播種などがあれば，消化管通過障害が生じるリスクは予見できるかも知れません．また，頭頚部のがんであれば，内服ができなくなることも予想できます．そうなると鎮痛薬の投与経路を変更する必要性が生じてきます．さらに，あらゆる進行がんにおいて言えることですが，病状の進行により内服困難になることは十分に考えられます．将来的に内服ができなくなったときに，オピオイド鎮痛薬をどうするか，レスキュー薬をどうするかは早めに考えておく必要があります.

JCOPY 498-05734

内服ができなくても，フェンタニル貼付剤は利用できますし，モルヒネ坐剤（アンペック®坐剤）を直腸から投与することは可能です．また，アブストラル®舌下錠やイーフェン®バッカル錠などの経粘膜性フェンタニルを用いるのも選択肢になります．もちろん，オピオイド鎮痛薬の持続注射やくも膜下鎮痛法なども，病院や在宅のどちらでも実施することができます．どの段階でこうした治療へ切り替えるのかということについても，将来的な病態や機能の変化を見越した上で考えておくことが重要です．

▌オピオイド鎮痛薬の持続皮下注射

さらに，終末期がん患者さんの場合に直面する大きな問題があります．それは，末梢静脈ルート確保が難しくなることです．もちろん中心静脈ルートがあれば，持続静脈注射は継続できます．しかし，終末期の状態で新たに中心静脈カテーテル留置を行うことは，一般的とは言えません．オピオイド鎮痛薬は，経静脈投与から経皮下投与へ切り替えることができます．しかし，高用量を要する場合，持続皮下注射を継続することが困難になることがあります．

一般的に持続皮下注射の限界は 1.0mL/時ぐらいではないでしょうか．私の経験では 0.5mL/時を超えるとレスキューの際に局所痛を訴える患者さんが多い印象ですので，それ以上を要する場合には濃度を変更することが多いです．仮に 1%モルヒネ注注射を 1.0mL/時で投与した場合の最大投与量は，1.0（mL）×24（h）×10mg＝240mg/日となります．4%濃度であれば，960mg/日まで可能です．

一方，ヒドロモルフォンの注射剤であるナルベイン®注には，2mg/1mL（0.2%）製剤と 20mg/2mL（1.0%）製剤があります．1%製剤を 1.0mL/時で投与するとヒドロモルフォンの最大投与量は，240mg/日です．これを王蟲の法則（ch.13 オピオイド鎮痛薬の存在理由の 表13-2 ▶ p.79）に従ってモルヒネに換算すると，ヒドロモルフォン注はモルヒネ注の 8 倍ですので，8×240＝1920mg/日となります．これだけの量を必要とする患者さんは少ないかも知れませんが，終末期がん患者さんの場合には腎機能低下が予見されますので，1%ナルベイン®注は心強い味方になります．

▌フェンタニルは持続皮下注射に向かない？

以前，フェンタニル注を 0.1mL/時で持続皮下注射している患者さんがいま

表20-1 オピオイド注射剤の pH と浸透圧比

オピオイド	pH	生理食塩液に対する 浸透圧比
モルヒネ 1%	2.5〜5.0	0.2
モルヒネ 4%	2.5〜5.0	0.6
フェンタニル 　ヤンセンファーマ 　第一三共 　テルモ	4.5〜6.5 4.5〜6.5 3.9〜5.9	0.01 0.01 1.0
オキシコドン	4.5〜5.5	1.0
ヒドロモルフォン 0.2%	3.5〜4.5	1.0
ヒドロモルフォン 1%	3.5〜4.5	1.0

した．しかし，レスキューを 1 時間量（0.1mL）を早送りするだけで，「痛い，痛い」と訴えたのです．注射部位には特に発赤や硬結などもありませんでした．不思議に思い，オピオイド鎮痛薬の浸透圧と pH を調べてみました．各々の生理食塩液に対する浸透圧比を **表20-1** にまとめています．

　フェンタニル注射剤は国内では，ヤンセンファーマ，第一三共そしてテルモの 3 社から発売されています．ご覧のように，前 2 社とテルモのフェンタニル注射剤では，pH と浸透圧比が異なっています．当時，私が使っていたのはヤンセンファーマの注射剤でしたから浸透圧比は 0.01 でした．ということは，この患者さんの場合には，浸透圧が局所痛の原因であったのかも知れません．

　成書を調べてみたところ，フェンタニルは皮下刺激があるので持続皮下注射にはあまり適さないようです[3]．禁忌というわけではありませんので，開始してから患者さんが局所痛を訴えるようであれば，持続静注への変更あるいは他のオピオイド鎮痛薬へ変更する方が良いと思います．あるいは，テルモのフェンタニルであれば問題はないのかも知れません．皆さんの施設ではいかがでしょうか？

▌薬剤に関する地域連携

　地方でよく話題になるのは，メサドンの処方です．県庁所在地や大都市で抗がん治療を受けた患者さんが，地元へ戻るケースがあります．通院できる間は良いのですが，体力がなくなってくると地元の病院で対応せざるを得なくなり

JCOPY 498-05734

ます．その際，難治性疼痛に対してメサドンを服用している患者さんが時々おられます．モルヒネ，オキシコドン，ヒドロモルフォン，タペンタドールなどであれば，他のオピオイド鎮痛薬へ変更できます．しかし，メサドンだけは別格です．もし，当該地域に処方可能な医師がいない場合，中核病院や在宅医療機関の中で協力してくれる医師を探す必要があります．医師には，e-learningの受講，試験および登録が求められ，調剤する薬剤師も講習の受講と登録が必要ですので，ある程度の準備期間が必要です．

　また，メサドン服用中には心電図を含めたモニタリングが欠かせませんし，内服できなくなった際に他のオピオイド鎮痛薬へどのように変更するのかも事前に考えておかなければなりません．メサドンを軸とした医療連携においては，一定の準備期間，多職種による協働，医師や薬剤師同士の密な連携が求められます[4]．

▌先を見越して考える

　冒頭の写真のように，一見途絶えているような道でも，必ず迂回路が見つけられるはずです．患者さんが絶望する前に，迂回路を見つけておく必要があります．必要なものは，知識，人，情報，先人たちの足跡であって，知恵を出し合ってチームで考えたことはきっと財産になると思います．

◆参考文献
1) Jiang C, Wang H, Wang Q, et al. Prevalence of chronic pain and high-impact chronic pain in cancer survivors in the United States. JAMA Oncol. 2019; 5: 1224-6.
2) Glare PA, Davies PS, Finlay E, et al. Pain in cancer survivors. J Clin Oncol. 2014; 32: 1739-47.
3) Fallon MT, Cherny NI. Opioid therapy: Optimizing analgesic outcomes. The Oxford textbook of palliative medicine 5th edition (ed. by In: Cherny NI, Fallon MT, Kaasa S, et al. eds.), Oxford University Press; 2015. p.525-59.
4) 山田英人，松本禎久，木下寛也，他．地域連携により安全なメサドン処方が可能となった1例．Palliat Care Res. 2014; 9: 519-22.

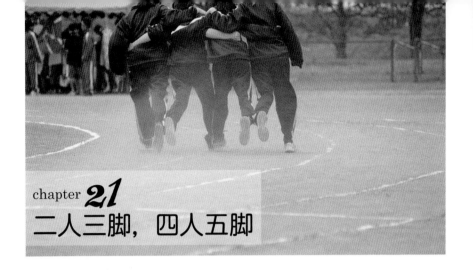

chapter *21*
二人三脚，四人五脚

ポイント

{
- 患者さんとの二人三脚
- ご家族も含めた三人四脚
- 多職種も含めた四人五脚
}

患者教育？

　あらゆる医療分野の中でも，がん疼痛治療はユニークなものの一つです．理由は，患者さん・ご家族の協力なくしては成立せず，生活と切り離すことができず，ちょっとした行き違いやミスが生死に関わることがあるからです．

　また，身体面のみならず心理社会的，精神的あるいは実存的な側面すなわち全人的なアプローチが必要であり，何よりも私たち医療従事者との信頼関係が重要であるからです．私たちは信頼関係を築くと同時に，正しい情報を確実に提供する必要があります．

　医療従事者側の用語では**患者教育**という言葉があてがわれますが，ちょっと上から目線のような気がするのは私だけでしょうか．

伝えるべきこと

　複数のメタアナリシスや質の高いランダム化比較試験により，教育（対処法のトレーニングを含む），催眠，認知行動療法，イメージによるリラクセーショ

120　　　　　　　　　　　　　　　　　　　　　　　　　　　　　　**JCOPY** 498-05734

ンなどのアプローチが，痛みや機能への障害を軽減させることが明らかにされています[1]．それでは，どのような教育が望ましいのでしょうか？

2014年版の日本緩和医療学会のガイドラインには患者教育の項目があったのですが，2020年版には取り上げられていません．海外のガイドラインでも，例えば自己管理などの内容まで網羅しているのは少数派です[2]．

患者教育について頼りになるのはなんといっても NCCN（全米総合がん情報ネットワーク）のガイドラインです[3]．主な内容は，患者教育に必要なことの評価，疼痛治療やオピオイド鎮痛薬に関して伝えるべきメッセージ，コミュニケーションのとり方，そして確認です **表 21-1** ．

患者さん・ご家族が，どこまで理解できそうなのかを評価することは重要です．伝えるべきメッセージとして，痛みは我慢するものではないこと，適切な治療で痛みをコントロールできること，などは大切なメッセージです．オピオイド鎮痛薬に関しても，モルヒネなどの鎮痛薬が主役であることを示しつつも，定められた用法・用量を遵守すること，誤用・乱用などの不適正使用を防ぐことの重要性も伝えています．

不適正使用に関しては，特に慎重に対応せざるを得ないという米国の現状が読み取れます．さらに，医療従事者とのコミュニケーションをどのようにすれば良いのかも明確にされていますので，大変参考になると思います．

┃教育よりも対話

がん疼痛治療は一方的に教えるのではなく，医療従事者との対話の中で患者さん一人ひとりに合わせる治療です．多くの医療機関では，こちらからの情報として説明書や処方薬リストを，患者さんからの情報として痛み日記などを活用されていると思います．

双方向性の情報交換をベースにする治療ですから，まさに対話そのものとも言えます．がん疼痛の治療は，患者さんとの**二人三脚**です．それどころか，ご家族や看護師・薬剤師など多職種の協働が必要ですので**四人五脚**以上です．人数が増えれば増えるほど難しくなってきます．

そこで求められることはなんでしょうか？　やはり，足並みを揃えることです．では，患者さん・ご家族と足並みを揃えるにはどうすれば良いのでしょうか？　NCCN のガイドラインを見ていて，気になることがありました．それ

表 21-1 NCCN が示す患者教育のガイドライン

患者・家族に必要なことを評価するために医療チームが行うこと
・教育資料を提供する
・教育の理解を深めるためのリテラシーを評価する
・患者・家族にとっての痛みの意味と影響を評価する
・疼痛マネジメント，疼痛の知識，疼痛治療に対する患者・家族の期待を評価する
・オピオイド鎮痛薬の使用とリスクについての意味と理解を評価する

疼痛マネジメントに関して，患者・家族に伝えるメッセージ
・痛みを和らげることは医学的に重要であって，痛みを我慢することに医学的なメリットはありません
・通常，痛みは鎮痛薬で十分にコントロールできます
・持続的な痛みに対しては，鎮痛薬を定期的に服用することでコントロールできます
・他の症状（便秘，吐き気，だるさ，眠気，抑うつ）を治療することで，痛みのコントロールがしやすくなります

オピオイド鎮痛薬に関して，患者・家族に伝えるメッセージ
・モルヒネなどの鎮痛薬は，激しい痛みを和らげるための重要な薬です
・これらの薬が効かない場合は，他の多くの選択肢があります
・痛みの治療にのみ使用し，睡眠や不安などの気分の問題を改善するためには使用しないでください
・医療従事者と密に連携することで，これらの薬は安全かつ適切に痛みを和らげ，不快な副作用を防ぐことができます
・鎮痛薬は，処方された通りに，処方された人のみが服用してください
・疼痛マネジメントが十分でない場合には連絡してください

患者・家族と医療者のコミュニケーションは，ケアの目標を達成するための重要な手段
・医師・病院への連絡方法を知っていることを確認する
・痛みを訴えることは「不満」などではなく，治療のための重要な情報源であることを説明する
・患者が鎮痛薬によって起きていると考えている問題に関心があり，解決方法があるかもしれないことを説明する
・疼痛マネジメントを期待する権利があることを伝える

以下の内容を患者・家族と確認し，日付入りの書面で提供する
・処方薬，薬効，服用方法，服用時間のリスト
・副作用と生じた際の対処法のリスト
・連絡が必要な場合
　―処方箋の入手や薬の服用に問題がある
　―新たな痛み，痛みの変化，または薬で緩和されない痛みがある
　―悪心・嘔吐で1日中食事ができない
　―3日間排便がない便秘
　―日中，眼が覚めない
　―混乱

（National Comprehensive Cancer Network. Adult Cancer Pain Version 2.2021. https://www.nccn.org/professionals/physician_gls/pdf/pain.pdf[3]）

JCOPY 498-05734

は，すべての患者さんが一度に理解できる情報を超えているかも知れないということです．家庭，教育，仕事などの環境によって，患者さんの理解度は様々です．まさにリテラシーを評価することは重要です．それぞれの患者さんが理解しやすいように，かつ，安全にオピオイド鎮痛薬を使いこなせるようにすることが私たちの務めでしょう．一度に理解できなくても，治療を継続している間にわかってくることもあります．

　二人三脚で最も大切なことは，各々のペースを合わせることです．コミュニケーションスキルの一つにペーシングというものがあります．相手の話し方や状態，呼吸などのペースを合わせることです．患者さん一人ひとりの考え方，感情，生活環境，そして痛みの状況に応じて，適切な情報提供を続ける必要があります．根底にあるのは，対話そのものであると思います．　表21-1 に挙げられているような評価，メッセージやコミュニケーションなどは，日常診療に大いに役立つはずです．

▌多職種の中での対話

　また，患者さん・ご家族を軸として，多職種が協働する必要があります．病院の場合には，主に関わるのは医師，看護師，薬剤師です．しかし，在宅との連携が必要な場合には，在宅医，訪問看護師，調剤薬局の薬剤師，ケアマネジャーなど職種が増えてきます．これで，九人十脚となります．人数が増えれば，ペースを合わせることが難しくなることでしょう．

　患者さん・ご家族のペースに合わせたがん疼痛治療を展開するためには，普段からオピオイド鎮痛薬やその治療などについての共通言語を増やしておくことと，勉強会や症例検討会などで情報を共有しておくことなどが良いのかも知れません．やはりここでも，コミュニケーションが重要になることは間違いありません．

　医師の立場であれば，患者さん・ご家族へのわかりやすく丁寧な説明，外来や訪問の看護師からの臨時の相談，薬剤部や調剤薬局からの疑義照会などに，タイムリーに応じる必要があります．それもなるべく，相手を不快にさせない態度が求められます（時々，私も自信がなくなることがありますが…）．

■ がん疼痛治療の魅力

　オピオイド鎮痛薬を用いたがん疼痛治療というのは，決して簡単な仕事ではありません．特に，外来で治療を行うということは，患者さんの状態変化までも見据えた治療を行うというレベルの高い仕事であると私は考えています．難しさもある中で，喜びも大きいです．痛みのために様々な苦痛に縛られている患者さんが，多くの呪縛から解放されたときに見せてくれる笑顔は本当に尊いものです．痛みを直に軽減させたのは鎮痛薬かも知れませんが，評価，薬剤の選択と処方，教育，相談などの過程に自分自身が関与できるということは有難いことではないでしょうか．これからも二人三脚，四人五脚，いや九人十脚を続けていきましょう．

◆参考文献
1) Syrjala KL, Jensen MP, Mendoza ME, et al. Psychological and behavioral approaches to cancer pain management. J Clin Oncol. 2014; 32: 1703-11.
2) Chapman EJ, Edwards Z, Boland JW, et al. Practice review: evidence-based and effective management of pain in patients with advanced cancer. Palliat Med. 2020; 34: 444-53.
3) National Comprehensive Cancer Network. Adult Cancer Pain Version 2.2021. https://www.nccn.org/professionals/physician_gls/pdf/pain.pdf （2022年5月9日アクセス）

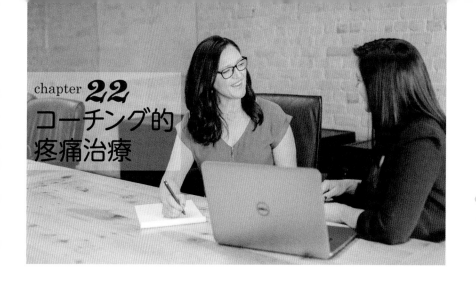

chapter **22**
コーチング的
疼痛治療

ポイント

{
- コーチング的アプローチを応用する
- ゴールデンサークルの考え方を応用する
- 感情リテラシーを高める
}

オピオイド鎮痛薬を勧める

がんによる痛みのために外来受診となった患者さんに，オピオイド鎮痛薬を勧める場面を考えてみましょう．診察をして，痛みの原因，オピオイド鎮痛薬の効果と副作用を説明し，内服の仕方や注意点を伝え，次回受診の予約をして終了というのが普通の診察でしょう．

ch.21 二人三脚，四人五脚 ▶ p.120 でご紹介した患者教育が，網羅されていればひと通りのことは達成できています．患者さんが納得されればそれで良いのですが，もしかしたらなんとなく釈然としない患者さんもおられるかも知れません．それは，痛み止めを飲まなければならない理由が今一つわからないからではないでしょうか．

患者さんは本当に納得しているのか？

なんのために麻薬などという薬を始めなければならないのだろう．痛みは我慢できるのに，わざわざ吐き気や眠気が出るような薬を飲んで，しかもずっと

便秘と付き合うなんて…，抗がん薬も始まるから，お金も余分にかかるし，飲む薬もどんどん増えるし…，などと悩んでしまう患者さんの声が聞こえてきそうです．中には，オピオイド鎮痛薬に対する誤解をお持ちの患者さんも少なくありません．患者さんは，精神症状の副作用がある，麻薬中毒になる，寿命を縮める，などの心配を抱えているとも言われています[1]．

■コーチング的アプローチ

ch.21 二人三脚，四人五脚 ▶ p.120 では，teaching（教育）という視点で考えてみました．ここでは視点を変えて coaching（コーチング）的なアプローチで考えてみましょう．コーチングとは，**対話を重ねることを通して，クライアントが目標達成に必要なスキルや知識，考え方を備え，行動することを支援するプロセス**です[2]．**図 22-1** にコーチングの位置づけを示します．ASK（問い）⇔TELL（教える），解決⇔問題を対比させると 4 象限に分類されます．この中で，コーチングは右上の第一象限に相当します．コーチングは教育や指導という立場ではなく，患者さんの目標達成をサポートするのに役立ちます．コーチとクライアントという関係性は，医療従事者と患者さん・ご家族の関係性に相当します．

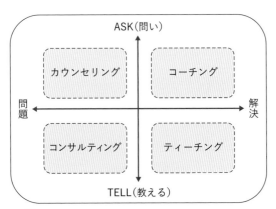

図 22-1 コーチングの位置づけ
（コーチ・エイ，著．鈴木義幸，監修．新版コーチングの基本．東京: 日本実業出版社; 2009[2]）

JCOPY 498-05734

カウンセリング，ティーチングからコーチングへ

がんによる痛みを抱えていることが出発点ですから，初めは左側のカウンセリングやコンサルティングからスタートします．その後は，痛みの原因，痛みの治療方針，鎮痛薬の説明などはティーチングにつなげるのが一般的ではないでしょうか．コーチング的アプローチを取り入れるとひと味違います．コーチングでは目標を定め，どうしたらそこに辿り着けるか，どのような行動をとるのかをコーチとクライアントが対話をしながら進めていきます．

ゴールを共有する

例えば，「痛みが楽になったら何をしたいですか？」，「痛みがない日常を想像してみてください」，「痛みをとることは，○○さんにとってどれくらい重要なことですか？」などのように質問を重ねていきます．患者さんは，自分の言葉で答えているうちに疼痛治療の意味を見出し，オピオイド鎮痛薬を服用することの意義を自覚できるようになるかも知れません．

大切なことは，治療の**ゴールを共有する**ことです．可能であれば，痛みが取れた状態を具体的にイメージできるようにすると良いです．そうすることによって，患者さん・ご家族の心理的バリアを下げることができるかも知れません．コーチングを学ぶにはそれなりに時間がかかりますが，幸いなことに多くの書籍からノウハウを学ぶことができます．機会があればご自身でコーチングを受けてみるのもお勧めです．

ゴールデンサークル

コーチングとは若干異なりますが，別のアプローチもあります．サイモン・シネックが提唱したゴールデンサークルというものです 図22-2 [3]．新しい商品を顧客に勧める際，一般的には図の①の方から話し始めます．TED (Technology Entertainment Design) で行ったサイモン・シネックの講演『優れたリーダーはどうやって行動を促すか』が，YouTube で邦訳されていますので是非ご覧ください．邦訳を一部抜粋してみましょう．

「我々のコンピュータは素晴らしく，美しいデザインで簡単に使え，ユーザフレンドリーです．一ついかがですか？」

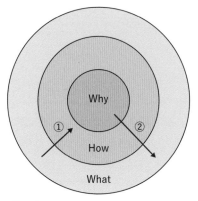

図 22-2 ゴールデンサークル
(TED Ideas worth spreading サイモン・シネック 優れたリーダーはどうやって行動を促すか. https://www.ted.com/talks/simon_sinek_how_great_leaders_inspire_action/transcript?language=ja[3])

　何をして（What），どう違いどう優れているかを述べ（How），相手に何か行動を期待します．

　アップルならこんな風に伝えます．

　「我々のすることはすべて，世界を変えるという信念で行っています．違う考え方に価値があると信じています（Why）．私たちが世界を変える手段は，美しくデザインされ，簡単に使えて，親しみやすい製品です（How）．こうして素晴らしいコンピュータができあがりました（What）．一つ欲しくなりませんか？」

　人は「何を」ではなく，「なぜ」に動かされるのです．

　この中心の Why やそのすぐ外側の How は脳の領域では大脳辺縁系に，そして最も外側の What は大脳皮質に相当するようです．辺縁系は，感情，信頼などに関係しますので，頭で理解できたつもりでも，なんか腑に落ちないというときには，より中心の How や Why の領域まで到達していないのでしょう．

▌人は感情で選ぶ

　私たちが商品や食事を選ぶとき，頭での理解以上に大切なものが感情であると言われています．例えば，新居や新車を購入するとき，間取り，大きさや性能だけで購入はしないでしょう．カタログだけでも判断せず，実際にモデルルームを見たり，デモカーに触れてから購入すると思います．

JCOPY 498-05734

実はその時にあることをしているのです．新居であれば，どこに何を置いて，自分はどこに座って，この位置から家族の姿をこんな風に見ていて，ここに座ってコーヒーを飲みながら庭を見て，などのようにイメージをしつつ，楽しいとか寛ぎなどの感情を味わっているのです．

新車も同じです．運転席から見える素晴らしい風景，助手席の人の笑顔，街中を走るときの周囲の人々の視線，スピーカーから流れるお気に入りの音楽，高速道路で加速するときの体感などを想像しているはずです．高価なものを購入したり，大切なものごとを決めるときには，実は感情の影響を多く受けているのです．

▌感情リテラシー

ビジネスの現場では，知能指数（intelligence quotient: IQ）と対比させた感情指数（emotional quotient: EQ）の重要性が指摘されています．髙山直氏によると，EQ は，① Identify（感情の識別），② Use（感情の利用），③ Understand（感情の理解），④ Manage（感情の調整）の 4 つの能力から構成され，いずれも日々のトレーニングで高めることができるとされています[4]．これらは，感情リテラシーを高める方法です．

▌Why→How→What の順で伝える

オピオイド鎮痛薬を開始するとき，普通はこんな感じでしょう．

「○○さんの痛みは，がんによるものです」

「一般的に今の鎮痛剤（NSAIDs など）では痛みが取れないときには，医療用麻薬を使います」

「少ない量から始めて，少しずつ増やしていきます」

「薬は 1 日 2 回定期的に服用し，それでも痛みがあるときには追加の薬を飲みます」

「副作用は便秘，吐き気，眠気などですが，対策をきちんとすれば大丈夫です」

「早速，今日から始めてみましょう」

これは What から How 止まりで，核心の Why にまでは触れていません．前述したゴールデンサークルは，この **Why** を重視しており，患者さんにも **Why** を心の底から納得してもらえることで行動が変わってくることがあります．

ゴールデンサークルの②の順で説明すると次のようになります.

　「私たちは, ○○さんに今までと同じような生活を続けていただきたいのです」

　「ご主人やお子さんたちが, あなたが台所でこれまでと同じように料理をしている姿を見ることができたら, どれだけ嬉しいと思うでしょうか?」

　「痛み止めを少ない量から始めて, 必要な量まで少しずつ増やしていきます」

　「便秘以外の副作用は, 時間とともに気にならない程度に落ち着きます」

　「便秘に関しても, 便秘の治療薬を上手に使うことで日常生活への影響を少なくできます」

　「確かにこれは**麻薬**ですが, 今のあなたのつらい状態を楽で楽しい時間に変える魔法の薬, つまり**魔薬**でもあるのです」

　「早速, 始めてみませんか?」

　こんな風に言われたら, どうでしょうか?

　こちらの考えや都合を優先させるのではなく, 何のために (Why) から話すことで, あくまでも患者さん中心であることは伝わりますし, 好意的に受け止めてもらえるのではないでしょうか.

　同意が得られたのであれば, コーチング的アプローチで, 目標に向かってどのようにすれば良いかを相談し, 迷いを少しでも払拭する努力を続けていくと良いと思います. 確かに時間はかかりますが, このようなアプローチを試みることは私たち自身の成長にもつながるはずです.

┃ 多分野の知恵を活かす

　ビジネスや自己啓発の分野で利用されている数多くの手法を, 診療に活かさない手はないと思います. 特に, 感情に関することはとても重要ですので, 拙著「がん診療における対話力をみがく」(中外医学社) もご参照いただければ幸いです.

◆参考文献
1) 日本緩和医療学会, 編. がん疼痛の薬物療法に関するガイドライン 2020. 東京: 金原出版; 2020.
2) コーチ・エイ, 著. 鈴木義幸, 監修. 新版コーチングの基本. 東京: 日本実業出版社; 2009.
3) TED Ideas worth spreading サイモン・シネック 優れたリーダーはどうやって行動を促すか. https://www.ted.com/talks/simon_sinek_how_great_leaders_inspire_action/transcript?language=ja (2022 年 5 月 9 日アクセス)
4) 髙山 直. EQ トレーニング. 東京: 日経 BP; 2020.

JCOPY 498-05734

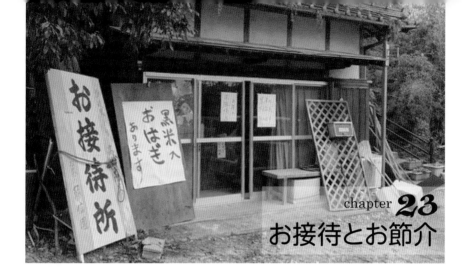

緩和ケアの源流

緩和ケアの源流は，**ホスピスケア（hospice care）**であることをご存知の方は多いと思います．hospice という言葉には客をもてなすという意味があり，類義語に hospes という言葉もあります．これは，主と客の両者を意味するそうです．hospice の起源は中世まで遡ることができ，エルサレムを目指す巡礼者や十字軍の兵士が休息する場所という意味であったようです．派生語として hospitium（客を厚遇する），hospitality（もてなしの心，厚遇，歓待）などがあり，hospital（病院）にもつながります．ですので，緩和ケアは**おもてなし**だという話をよく聞きますし，私も 10 年前まではそのように考えていました．

ところが，ある書籍を読んでいて，**hospes** の別の意味を知ったときに愕然としました．その書籍は，「定本 ホスピスへの遠い道─現代ホスピスのバックグランドを知るために」という 1 冊です[1]．著者は岡村昭彦という国際ジャーナリストで，アイルランド，フランス，イギリスなどに赴き，ホスピス運動の

歴史的文脈を辿った名著です．その中で，hospes には stranger（よそ者）という意味もあると書かれてあったのです．この言葉は衝撃的でした．

よそ者を受け入れる覚悟はあるか？

　皆さんの病院は，他の医療機関でがん治療を受けている患者さんが痛みを訴えていたとしたら，すぐに診察や入院対応が可能な体制でしょうか？　入院は難しいとしても，せめて外来でオピオイド鎮痛薬を処方することぐらいはできますか？　がん診療連携拠点病院などのハイボリュームセンターでは，急に受診されても困ってしまうのではないでしょうか？　しかし，緩和ケアの原点は**よそ者**をも差別することなく温かく迎え入れることです．果たして，よそ者をいつでも受け入れられる緩和ケア外来は日本にどれくらいあるのでしょうか？　もちろん簡単なことではありませんが，中世の時代に hospice を提供していた人々はどう思われるでしょうか？

お接待

　四国には遍路という独特の文化があります．私も車で遍路を 2 巡しました．所々で，**お接待**を受けます．お接待とは弘法大師空海の信仰から生まれた風習で，巡礼者であるお遍路さんに飲食物などを提供する文化です．その背景には，お遍路さんは常に弘法大師とともに歩いておられる（同行二人）ので，弘法大師への功徳という意味も込められています．

　暑い夏の盛りに大汗をかきながら，幾重にも連なる石段を上り詰めた境内に辿り着いたとき，笑顔で冷たい飲物を提供されたときには本当に嬉しくなりました．お作法としては，お礼に「南無大師遍照金剛（なむだいしへんじょうこんごう）」と唱えて納札をお渡しすることになっています．聞いた話ですが，以前は宿泊場所まで提供された方がおられたとのことですので，このお接待は hospice そのものとも言えます．

おもてなし

　緩和ケアもお接待も，**おもてなし**に通じるものがあります．おもてなしは，**もてなし**（待遇，接待，歓待など），**ふるまい**（心のこもった態度，姿勢，表情，作法，行為など），**しつらい**（設備，建物，道具，料理，お茶，生け花，器

など）の3つに大別されます[2,3]．医療現場では，もてなしは診察室や病室に温かく迎え入れること，ふるまいは私たちの所作や姿勢，しつらいは設備，建物，インテリア，窓，机，椅子，ベッド，食事，食器などに相当します．

おもてなしには別の3つの意味があります．一つは**何かを持ってことを成す**で，お茶やご馳走などが典型例です．次に**裏表なし**です．あの人には良くするけれどもこの人には嫌だ，今日は良くても明日は嫌だ，というのはおもてなしではありません．最後に**裏がある**です．おもてなしのためには用意周到な準備が必要であるということです．

病院はホテルや旅館とは違う，そこまでする必要はない，という考えをお持ちの方も多いと思います．ところが世の中には，おもてなしを体現されておられる方がおりました．札幌市にある東札幌病院です．この病院の看護部長でおられた石垣靖子先生は，入院の患者さんが来院されるとお迎えに上がって，ご挨拶をされていたそうです．あたかも旅館の女将さんのようですね．でも，自分が患者であったら，嬉しいと思いませんか？

■一流に学ぶ

大阪のザ・リッツ・カールトンホテルに行ったときのことです．私はホテルの会議室での講演を控えており，フロント前のロビーで製薬会社の担当者の方と簡単な打合せをしていました．ちょっとだけ私が怪訝そうな顔をしたようなのですが，間髪入れずに中年の女性が近づいて来られて，「いかがなさいましたか」，「何かお手伝いできることはございますか」と尋ねてくれました．この女性はコンシェルジュの方でしたが，話しかけるタイミング，姿勢，表情，言葉のどれもが素晴らしく，やはり一流は違うなと感じました．

石川県の和倉温泉に「加賀屋」という旅館があります．私は宿泊したことはないのですが，この旅館のおもてなしという考え方が素晴らしいのです．それは，**宿泊客が求めていることを求められる前に提供する**ことです．私たちの現場はどうでしょうか？　言われなければ行動しない，対応しないことはないでしょうか？　言葉にならない思いや気持ちを察し，必要な対応をすることにもっと敏感であっても良いのかも知れません．

身近にあるおもてなし

　おもてなしはもっと，身近なところにもあります．例えばタクシーの運転手さんがそうです．普通は，運転席に座ったまま自動ドアで後部座席を開け，乗車すると目的地を聞いておしまいです．ところが，おもてなし精神満載の運転手さんは違います．運転席から降りてきて，挨拶をされます．後部座席のドアを手で開け，客が乗車する際に頭をぶつけないように自分の手でドア枠から客の頭部を保護します．丁寧にドアを閉めた後，運転席に着き，会社名と名前を名乗ってから目的地を聞いてくれます．時間にしてわずか1分程度ですが，利用する立場からすると大切にされていることを実感できます．決してお金がかかるわけでも，訓練のために長時間を要することでもありません．ちょっとした工夫をするだけで，満足感や信頼感を増すことができるのです．

医療従事者ができる簡単なおもてなし

　診察室でできるおもてなしを考えてみましょう．
- 患者さんが診察室に入るときに，立ち上がって（できれば笑顔で）迎え入れる
- 患者さんの話を聴くときはパソコン画面から離れ，身体を患者さんの方に向ける
- 診察中には，何度でも患者さんの名前を呼ぶ
- 退室の際には再び立ち上がり，「お大事に」「お気をつけて」と見送る

　おもてなしというより基本的なマナーの範疇ですが，実践している医療従事者はそう多くはないでしょう．

　さりげない所作が患者さん・ご家族の救いになることは，わざわざ臨床試験で検証したり，研修会で学ぶレベルのものではないと思います．気がついていればできることですが，知らなければいつまで経ってもできません．ですから，すべての医療従事者は，ときには贅沢をして立派なホテルや旅館に泊まり，サービスの良いレストランや料理屋さんで食事をしてみてはいかがでしょうか．きっと，相手を中心に考え，必要なニーズの察し方，サービスを提供するタイミングなどの極意を教えていただけると思います．

JCOPY 498-05734

お節介

　お接待と非常によく似た言葉に**お節介**という言葉がありますが，これにはネガティブなイメージがあります．誰かに何かをされたときに，「全く，余計なことを！」と言いたくなるときですね．しかし，先ほどの加賀屋のモットーと紙一重かも知れません．お節介をしている当人は，決して悪いことをしようと思ったのではなく，あなたのためにと思って行動したのでしょう．すなわち，あなた自身が本当に望んでいることと行為の乖離があるときにお節介と感じるのだと思います．

　誰かのためにというのは**利他**とも称されます．利他とお節介の違いは，セルフレス（私心）であるかどうかによって区別されます[4]．利他的に行動する人の脳内では，前頭皮質，前帯状皮質，腹側線条体の機能的結合が活性化されることもわかっています[5]．

ほどほどのお節介

　お節介は本当に迷惑な行為なのでしょうか？　がん疼痛治療においては，お節介が功を奏する場面も目の当たりにしてきました．お節介役を演じるのは，たいてい看護師であることが多いです．よくありがちなシチュエーションを考えてみます．

　大腸がん術後に多発肝転移が見つかり，外来で follow-up されていた患者さん（A さん）が右季肋部痛（NRS 4）を訴えていました．主治医である外科のB 医師は NSAIDs を処方し，1 ヶ月後に再診予約を取りました．A さんが退室後，診察に同席していた看護師は，痛みは肝被膜伸展痛かも知れないし，1 ヶ月は長すぎるのではないか．オピオイド鎮痛薬を導入しても良いのではないかと考えました．そこで，医師に「A さん，大丈夫ですかね？」と尋ねました．B 医師は，「えーっ，そんなに痛そうじゃなかったし，NSAIDs 始めたんだからいいんじゃないの？」と答えました．

　ここからの看護師の行動パターンはだいたい 3 つぐらいに分かれます．

① 触らぬ神に祟りなしタイプ

　B 医師に口答えすると機嫌が悪くなることを知っているので，言われた通りにする．しかし，帰宅してもなおモヤモヤ感が払拭できず，なぜか夫やペット

の猫に八つ当たりしてしまう.

② 熱血漢タイプ

B 医師に対して,「ガイドラインでも NRS 4 以上はオピオイド開始が推奨されていますから, オピオイドを処方するべきですよ」と迫る. しかし, B 医師と言い合いになり,「それなら, お前が処方すればいいだろ!」と捨て台詞を吐かれ, 挙げ句の果てには外来診察から外される.

③ お節介タイプ

B 医師の同意もなく, 緩和医療科外来の看護師に電話で診察依頼をし, B 医師には「緩和の C 先生が診てくれるそうですよ」と伝え, 患者さんにも緩和医療科外来へ行くよう指示する. B 医師「余計なことしやがって! まだ患者が 20 人もいるんだから, 依頼状なんか書いているヒマないんだよ!」と怒鳴られる.

看護師の皆さんはどのパターンですか? あるいは, どの場面をよく見かけますか? 私のお勧めはこのいずれでもなく, **ほどほどのお節介タイプ**です. 例えばこんな感じです.「先生, NSAIDs が効いてくれるといいですね. でも, なんだかちょっと心配なので, 明日, ご自宅へ電話してみてもいいですか? 先生は明日, 確か一日中手術ですよね. もし, 痛みが取れなかった場合のことも考えて, 緩和医療科の C 先生にちょっとだけお話しておいてもいいですか?」と伝える. 患者さんに対しては,「今日の痛み止めが効くかどうか心配なので, 明日, お電話をします. もし, 痛みが変わらないようでしたら, 痛みの治療が専門の先生にも診ていただくことができますが, いかがですか?」

看護師が複数の医師と患者さんとの間で, 潤滑油のような役目を果たしています. 緩和ケアやがん疼痛治療の神髄は, **十分なおもてなしとほどほどのお節介**にあるのではないでしょうか.

◆参考文献
1) 岡村昭彦. 定本 ホスピスへの遠い道―現代ホスピスのバックグランドを知るために. 東京: 春秋社; 1999.
2) リクルートワークス編集部. おもてなしの源流. 東京: 英治出版; 2007.
3) 武田哲男. 『おもてなし』文化は世界的資産. 東京: 産業能率大学出版部; 2013.
4) 岩崎一郎. 科学的に幸せになれる脳磨き. サンマーク出版; 2020.
5) Hein G, Morishima Y, Leiberg S, et al. The brain's functional network architecture reveals human motives. Science. 2016; 351: 1074-8.

JCOPY 498-05734

すべての医師は3タイプ

　これまで，多くの先生方に出会ってきました．同じ医師免許を持っていても，診療科，地域，施設や勤務する機関は本当に様々です．地域の患者さんのために，絶対に断らない勤務医．朝でも晩でも何かあればすぐに駆けつける在宅医．研修医と一緒になって，熱心に緩和ケアを学ぶ病院長．臨床も教育も研究もバランス良くこなし，人望も厚い大学教授．後輩医師や看護師には厳しいけれども，実は，人一倍患者さん思いの外科医．何年経っても自信がなくて，これでいいのかなと首をかしげながら自問自答している緩和ケア医．

　一般的に医師は，仕事では臨床・教育・研究，勤務形態では勤務医・開業医・その他などに分けられるのですが，私は別の分類方法があることを発見しました．3タイプに分けられるのですが，その分け方は**誰によって育てられるか**です．詳しく説明してみます．

① 研究者タイプ

　基礎や臨床の研究をバリバリこなし，論文など数多くの業績を残せるタイプです．多くの医師は，先輩医師から学会発表や論文作成の指導を受けます．しかし，研究や論文執筆を継続するためは，**自分を律する**ということが必要です．依頼原稿や学会発表であれば締切りがありますが，論文の場合は自分で決めるしかありません．忙しい臨床の合間に，年間何本もの英文論文を執筆できる医師は本当に凄いと思います．この方々は，**自分で自分を育てられる**人です．

② 一般的な臨床医タイプ

　最も多いのがこのタイプで，**他の医師や患者さんに育てられる**医師です．診療科を問わず医師は，経験から学びます．日々の臨床を通して患者さんから学び，カンファレンスや雑談を通して，先輩や同僚の医師から学ぶことでしょう．もちろん，より良い治療のためには最新の知識をアップデートすることが必要です．しかし，実際に目の前の患者さんを通して，必ずしも教科書，ガイドラインや研究報告通りにはならないことを改めて学びます．ch.3 "unlearn" の重要性 ▶ p.14 は，まさにこのことです．

③ 緩和ケア医タイプ

　このタイプのベースは②なのですが，大きく異なるのが育てる人です．このタイプは，**看護師に育てられる**医師です．おそらく多くの医師が，研修医時代にキャリアのある看護師に助けられたという経験はお持ちでしょう．また，新人看護師の言葉や態度にハッとするようなことはなかったでしょうか．しかし，ここでの

育てるは少し意味が異なります.

　看護師に育てられるというのは, 2つの理由が挙げられます. 一つは, 緩和ケアという特殊性です. 一般的な医療は, 診察, 検査, 診断, 治療と医師の判断で一連の診療が進んでいくことが多いです. しかし, 緩和ケアの場合には, 曖昧さが多分に含まれていますので, 医師だけの判断では解決しないことが多いのです. 特に, 終末期がん患者さんの状態変化に関しては, 看護師の観察力の鋭さには到底かないません. 私も, 緩和ケアに携わり始めてから20年になりますが, 今でも病棟や訪問の看護師に教えられ, そして, 助けられています.

　もう一つの理由は, 看護師と対等の立場でありながらも, 患者さんのために良かれと思う治療や新たな治療を試みるためには, 看護師に納得してもらう必要があるということです. 感情に振り回されない対話を実践し, その治療の根拠を提示し, 患者さん・ご家族・スタッフの全員が納得できるような結果を出すということは, 非常に高度な技術であると感じています. 私自身もまだまだ修行の途中です. エビデンスを振りかざすのではなく, 相手の立場も考えながら思いを伝え, 様々な意見を止揚（Aufheben）させるというのは, たやすいことではありません. これができる医師の口癖は, 「**これでいいのかな？**」「**どう思う？**」「**他に何かできることはないかな？**」です.

　3つのタイプは独立しているわけではなく, オーバーラップします. つまり, 医師は, 患者さん, 周りのあらゆるスタッフ, そして自分からも育てられているのですが, そのウェイトの違いが医師像を決めていくのだと思います. 自らを律するという強い志を抱き, 患者さんや周りのスタッフにも謙虚で何かを学び続けようとする姿勢が大切です. このことは, すべての医療従事者に当てはまることでしょう.

JCOPY 498-05734

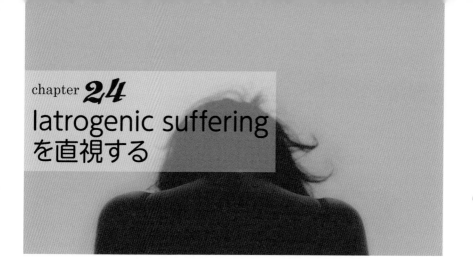

chapter 24
Iatrogenic suffering を直視する

- あらゆる治療は苦痛を生み出す可能性がある
- 医原性の苦痛から目をそらさない
- 未然に防げるものは予防する

夢のような薬モルヒネ

　オピオイドの歴史を振り返ってみましょう．人類がアヘンを利用していたのは，紀元前 6000 年前にまで遡ることができます[1]．紀元前 3500 年のメソポタミアからシュメール文明においても，ケシのことを麻薬の植物と呼んでいたそうです[2]．

　1805 年，ドイツ人薬剤師フリードリヒ・ゼルチュルナーは，アヘンからある薬剤の単離に成功します．当時，彼は 21 歳という若さですから驚きです．その薬は，ギリシア神話に出てくる夢の神 Morpheus（モルペウスあるいはモルフェウス）に因んで，夢のように痛みを取り除いてくれる薬 morphium と命名しました．これが，morphine（モルヒネ）の起源です．

　200 年以上経った今でも，モルヒネは夢のような薬であることには間違いありません．ch.2 不易流行 ▶ p.8 でもお伝えしましたが，がん疼痛治療において最も古くから，かつ多く利用されてきたのはモルヒネです．どれだけ多くの患者さんが，恩恵を被ってきたことか想像することすらできません．

オピオイドの副作用

　一方で，オピオイド鎮痛薬がもたらした功績は夢ばかりではありません．副作用としての，悪心・嘔吐，便秘，眠気，せん妄などはよくご存知のことでしょう．さらに，長期間投与することにより，痛覚過敏，視床下部-脳下垂体-副腎系の抑制，性腺機能低下症などが生じることも指摘されています．

　より質の高い疼痛治療を求めて，偉人たちが目指してきたことは 2 つです．一つは，できるだけ副作用が少ない薬剤の開発です．**ch.12 理想的なオピオイド鎮痛薬の** **図 12-1** ▶ p.68 をご覧ください．G タンパク質への作用が β-アレスチンへの作用よりも上回れば，鎮痛効果が高くて副作用が少ないことになります．

　もう一つは，副作用対策です．悪心・嘔吐には制吐剤，便秘には下剤あるいは便秘治療薬といったように，少しでも副作用を軽減させるための方策が検討されてきました．

軽視されてきた便秘という苦痛

　オピオイド鎮痛薬による副作用の中でも，便秘だけは別格です．なぜならば，オピオイドを服用している間はずっと続くものであるからです．日本における便秘の治療には，酸化マグネシウム，センナ・センノシド，ラクツロース，ピコスルファートナトリウムなどの下剤が多く用いられてきました．どちらかというと，医師はあまり積極的ではなく，看護師の方が排便状況を細かくアセスメントしているのではないでしょうか．

　私が加入している日本緩和医療学会は，年に 1 回学術大会を開催しており，2022 年で第 27 回目を迎えます．2014 年の第 19 回大会のときに，私は実行委員を務めました．過去のシンポジウムを調べてみたのですが，便秘に関する企画はありませんでした．そこで，初めて便秘のシンポジウムを企画したことを覚えています．

　どちらかというと医師は，「オピオイドを始めれば便秘になるのは当たり前であって，下剤が処方されているから大丈夫でしょ」という風潮があり，あまり便秘を重要なものと捉えていなかったのではないでしょうか．一方，看護師は，患者さんにより近い立場で，便秘をとても大変なことと認識していたと思

います.

▌Iatrogenic suffering

そこから 3 年後, **オピオイド誘発性便秘症**は大転換期を迎えます. 国内で開発されたナルデメジン (スインプロイク®) の登場です. この製剤は, 末梢性 μ オピオイド受容体拮抗薬ですので, 腸管にある μ オピオイド受容体にオピオイド鎮痛薬が結合しないように働きます. 血液脳関門を越えにくいため, オピオイド鎮痛薬の鎮痛効果は維持したまま消化管への影響を低減できます. 私はこの製剤の治験段階から携わらせていただいたのですが, 2 次解析の論文の中に **"iatrogenic suffering" (医原性の苦痛)** という言葉を追加しました[3]. この言葉を使い始めた当初は, 私のオリジナルであると思っていたのですが, PubMed で検索するとすでに使われていたのでちょっと残念です.

いずれにしても, 本来, 患者さんたちが経験しなくてもよい苦痛を私たちが作り出しているのだという事実を忘れてはなりません. 実は, がん治療によっても多くの痛みが生み出されていることをご存知でしょうか **表24-1** [4]. 痛みだけでもこれだけあるのですから, 私たちが生み出した患者さんの苦痛に目を背けることなく, 直視し続けなければならないと思います.

表24-1 がん治療に伴う慢性疼痛症候群

化学療法関連疼痛症候群	長期間のステロイド投与による骨合併症, 虚血性壊死 (椎体圧迫骨折, 手根管症候群), 化学療法誘発性末梢神経障害, レイノー症候群
ホルモン療法関連疼痛症候群	関節痛, 性交痛, 女性化乳房, 筋肉痛, 骨粗鬆症による圧迫骨折
放射線療法関連疼痛症候群	胸壁症候群, 膀胱炎, 腸炎・直腸炎, 瘻孔形成, リンパ浮腫, ミエロパチー, 骨粗鬆症, 骨壊死・骨折, 有痛性二次がん, 末梢性単ニューロパチー, 神経痛 (腕神経叢, 仙骨神経叢)
幹細胞移植後 GVHD	関節痛, 筋肉痛, 性交痛, 腟痛, 排尿困難, 眼痛, 口内痛および顎運動の制限, 麻痺, 強皮症様の皮膚変化
術後疼痛症候群	リンパ浮腫, 幻肢痛, 乳房切除術後の痛み, 根治的頚部郭清術後の痛み, 骨盤底部術後の痛み, 開胸術後痛／肩関節周囲炎, 術後肢痛

(Paice JA, et al. J Clin Oncol. 2016; 34: 3325-45[4])

脚光を浴びる便秘治療

その他の便秘の治療薬や下剤が登場してきたことにより，慢性便秘症も含めた便秘治療は脚光を浴びます．ルビプロストン（アミティーザ®カプセル），リナクロチド（リンゼス®錠），エロビキシバット（グーフィス®錠）などは，下剤という分類から区別されて上皮機能変容薬と呼ばれています．また，私たちに馴染みのある酸化マグネシウムですが，諸外国ではさほど使用されていないことは ch.11 とりあえず ▶ p.61 でもお伝えしました．海外では，ポリエチレングリコールが多用されており，ようやく日本でも 2018 年より慢性便秘症治療薬（モビコール®配合内用剤）として処方できるようになりました．

オピオイド投与の有無にかかわらず，便秘治療の選択肢が増えたことにより，**便秘は疾患の一つ**であると再認識されるようになってきています．

質の高いがん治療・がん疼痛治療へ

オピオイド誘発性便秘症に対する関心の増加は，化学療法における制吐剤の台頭と似ています．私が医師になったのは 1995 年ですが，その頃，化学療法誘発性悪心・嘔吐（chemotherapy induced nausea and vomiting: CINV）に対してセロトニン受容体拮抗薬が黎明期を迎えていました．グラニセトロン（カイトリル®），オンダンセトロン（ゾフラン®），アザセトロン（セロトーン®），ラモセトロン（ナゼア®）などが続けて市販されていました．

当時，私は悪性リンパ腫の患者さんの化学療法を行っていましたが，先輩医師から「この前までは大変だったんだぞ．患者さんみんな吐きまくってたから．何もできなくて，プリンペラン®（メトクロプラミド）を注射するぐらいしかできなかったんだよ」と聞きました．まさに，**iatrogenic suffering** の代表であったとも言えるでしょう．

今や，遅発性の悪心・嘔吐にも優れるパロノセトロン（アロキシ®静注）や選択的 NK_1 受容体拮抗薬であるアプレピタント（イメンド®カプセル）なども利用できるようになりました．ここで最も重要なことは，悪心・嘔吐を**予防する**ということです．また，国際がんサポーティブケア学会（Multinational Association of Supportive Care in Cancer: MASCC）や日本がんサポーティブケア学会など，質の高いがん治療をめざす学術団体が創立され，国内外

JCOPY 498-05734

においてCINVのガイドラインが編纂されています.

　オピオイド鎮痛薬により誘発される悪心・嘔吐や便秘においても，CINVへの治療を見習ってあらかじめ予防することに力を入れるべきなのではないでしょうか．今後，より多くの臨床研究が行われて，さらに質の高いがん疼痛治療が実現されることを願っています.

▌緩和ケアにおける喜びの喪失

　ここで少し余談です．以前，眠気に対してメチルフェニデート（リタリン®錠）という薬剤を処方できる時代がありました．オピオイド鎮痛薬による眠気を改善させることができ，抗うつ効果もあったので，患者さんもご家族も笑顔になれる薬であったことを今でも覚えています．この薬は，もともとは覚醒効果を主な作用とする精神刺激薬です.

　その後，不正使用が大きな社会問題となり，緩和ケアの現場では使用できなくなってしまいました．2008年からは適応疾患（リタリン®錠はナルコレプシーのみ），処方医師，調剤薬局，流通管理などが厳格に規定されています．個人的には，緩和ケアにおける喜びが3/4程度になってしまったと思っており，とても残念です.

▌オピオイド鎮痛薬がもたらした功罪

　ここまでは，オピオイド鎮痛薬の副作用が中心でした．しかし，その他にも身体的，精神的かつ社会的問題が生じていることをご存知でしょうか？　そうです．オピオイド鎮痛薬における依存，ケミカルコーピング，乱用，誤用などの不適正使用などは，新たに生み出された iatrogenic suffering とも言えます．慢性疼痛に対するオピオイド鎮痛薬のレパートリーが増えたこと，がん患者さんの生存期間が延長していることによるオピオイド服用期間が長期化してくることなどの影響があると考えられます(ch.4 アクセルを踏みつつブレーキを踏む ▶ p.21 参照).

▌最大の iatrogenic suffering とは？

　それでは，がん診療の中で最も侵襲性が高い iatrogenic suffering とはなんでしょうか？

それは，私たち医療従事者の発する**言葉**や**態度**です．私たちは，患者さん・ご家族に癒しを提供することもできますが，何気ないひと言が**劇薬**や心の奥にまで突き刺さる**刃**にもなりうるのです．どんなに医療技術が進歩して，エビデンスが蓄積されたとしても，それを利用する人の言葉や心が整っていなければ，有害になりかねません．このことは，最終章でもう少し詳しく考えてみたいと思います．

◆参考文献

1) Brook K, Bennett J, Desai SP. The chemical history of morphine: an 8000-year journey, from resin to de-novo synthesis. J Anesth Hist. 2017; 3: 50-5.
2) Smith HS, 著. 井上哲夫, 他監修. 痛みの治療薬 その基礎から臨床までに. 東京: エルゼビア・ジャパン; 2005.
3) Osaka I, Ishiki H, Yokota T, et al. Safety and efficacy of naldemedine in cancer patients with opioid-induced constipation: a pooled, subgroup analysis of two randomised controlled studies. ESMO Open. 2019; 4: e 000527.
4) Paice JA, Portenoy R, Lacchetti C, et al. Management of chronic pain in survivors of adult cancers: American Society of Clinical Oncology Clinical Practice Guideline. J Clin Oncol. 2016; 34: 3325-45.

JCOPY 498-05734

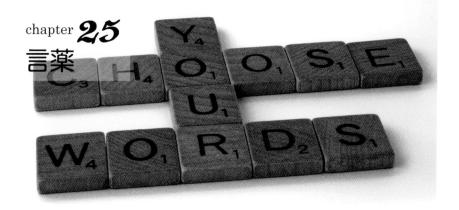

chapter **25**
言葉

ポイント

- 言葉で痛みは変わる
- 言葉で治療方針も変わる
- 言葉は薬になる

言葉が与える影響

　私たちの診療スタイルは，十人十色であると思います．在宅，病院，施設などと環境も異なれば，臨床家としての背景，患者さん・ご家族の背景も違います．しかし，どのような臨床場面においても一つだけ確かなことは，**対話**がベースにあることです．しかもその対話は，時間によって変化します．通常の対話は，**言葉**によって成り立っています．実は，その言葉は，患者さんにとって薬にもなり毒にもなりうるというお話です．

半世紀前に行われた臨床試験

　ある研究をご紹介しましょう．私が生まれたのは 1964 年で，初めての東京オリンピックが開催された年です．同じ年に，New England Journal of Medicine に掲載された研究があります[1]．腹部手術を受ける患者さん 97 例を対象とした無作為化比較試験です．

　手術前夜に麻酔科医が麻酔と手術の説明をするのですが，介入群 46 例には

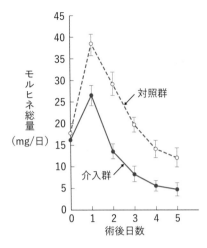

図 25-1 術後痛に対する説明の有無による術後モルヒネ使用量の違い
(Egbert LD, et al. N Engl J Med. 1964; 270: 825-7[1])

術後痛について詳細な説明を加えました．説明の内容は，① 痛みは筋肉のけいれんによる自然なものであること，② 痛みの部位や時期，③ 筋肉をリラックスさせる方法を提案し，それでも痛みがある場合には ④ 痛み止め（モルヒネ）を使うこと，などです．麻酔科医には熱意（enthusiasm）と自信（confidence）を持って，説明するように指示されていました．その結果，介入群の方が対照群よりもモルヒネの使用量が少なかったのです **図 25-1**．術後 2 日目以降では，半分程度でした．

　半世紀以上も前のこの研究から学べることがあります．あらかじめ痛みの原因や性質を説明すること，患者さんに自分でできることを伝える（自己効力感を高める）こと，切り札として痛み止めがあることなどです．また，その説明をするときに医療従事者側の**言葉**や**態度**も影響してくると考えられます．

▌痛みについて語る

　私は痛みの説明を丁寧にするようにしています．もともと，専門が画像診断であったことも影響しているのかも知れませんが，痛みの原因や将来予測される痛みを常に考える習慣がありました．**ch.6 がん疼痛を見る** ▶ p.30 でも触れたような内容を患者さんと画像を供覧しながら説明をします．胸部単純写真，CT や MRI なども，異常所見を丁寧に説明して，痛みを引き起こしている原因をお伝えします．

そして，最後に最も大切なことを必ず付け加えます．それは，「でも，この痛みのもとが原因で今すぐ命に関わることはありません」という言葉です．あるいは，肺や肝臓に転移が見つかった患者さんには，「ここに転移がありますが，まだまだ正常の部分が頑張って働いています」，「この転移が原因で，痛みが出たり苦しくなったりすることは，すぐにはありません」と説明をします．この話をするときだけは，**毅然とした態度**で，**力強く言い切る**ようにしています．そうすると，患者さん・ご家族はとても安心されることが多いのです．痛みはゼロにできなくても，痛みに関連する不安や心配は，私たちの言葉や態度で変えられると思っています．

締めの言葉はポジティブで

最後はポジティブな言葉で締めくくるという話し方は，血液検査の結果を説明するときにも利用しています．腫瘍マーカーが上昇したり，肝機能障害が悪化していたとしても，例えば血算や腎機能など正常である点を最後に付け加えます．「今日の検査では，肝臓の数値が高くなっています」，「でも，腎臓も正常ですし，貧血もない状態です」などのように説明をしています．そうでないと，ネガティブな言葉を引きずったまま自宅や病室に帰り，ずっとそのことを考え続けてしまうからです．些細なことですが，まだ正常に働いている機能に目を向けて，明日を迎えてもらえるような工夫は大切であると考えています．

有害な言葉と有益な言葉

最近，Cancer という英文雑誌に，"Mind your words"（言葉に気をつけよ）というタイトルの論文が掲載されました[2]．その中で，harmful（有害）と helpful（有益）の会話が例示されています．これを参考にして，がん疼痛治療において，想定される場面を考えてみました．

医療用麻薬の導入を迷っている患者さんの意思決定支援

A「医療用麻薬を始めようと思います」

B「医療用麻薬を始めることができますが，○○さんがどのように思っているのか教えていただけませんか？」

Aでは患者さんの意思が反映されておらず，逃げ場がないような雰囲気で

す．一方，Bでは患者さんの気持ちや考えを確認するようにしています．一般的には，喜んで是非お願いしますという方は少なく，躊躇する患者さんが多いのではないでしょうか．医療用麻薬に対する患者さんの認識や抱いているイメージを確認することが大切です．

　もし，誤解があれば説明することで，納得してもらえるかも知れません．しかし，頭ではわかっているけれども，なんとなく怖い，なんとなく嫌だ，という患者さんもおられます．そのような場合には，どうしたら良いのでしょうか？　みかん農家をしている70代の患者さんの例で考えてみましょう．

　患者さん「先生のお話はよくわかりました．でも，なんとなくまだ早い気がします」，「まだ，我慢できるので，今はいいです」（表情はつらそう）
A「まずは，飲み始めてみませんか？」
B「薬を始めることが心配なのは，当然のことだと思います」
　「こんな風に考えてみるのは，どうでしょうか？」
　「今は痛みがあるので，みかん畑に行けないということはありませんか？」
　「痛み止めを始めることで，みかんを見に行くことが楽にできるかも知れませんし，もしかしたら収穫の手伝いまでできるかも知れません」

　医療用麻薬を開始した後で，どのような生活が実現できるのかなどを具体的にイメージしてもらうと良いのではないかと考えています．ここで思い出して欲しいのは，ch.22 コーチング的疼痛治療 ▶ p.125 です．患者さん自身が，どうしたいのかに耳を傾けることです．この例のように，より具体的な行動を思い描けるようにすると，患者さんの気持ちが変わってくることもあります．

　また，他の患者さんの例をお伝えするのも良い方法です．オピオイド鎮痛薬を服用するようになって，子供さんのお弁当を毎朝作れるようになったお母さん，大事な商談を落ち着いてできるようになったエリートサラリーマン，孫と一緒にディズニーランドに行くことができた高齢男性の話など，より具体的な例をお話ししてみてはいかがでしょうか．

　医学的には正しいことであったとしても，患者さんの理解や気持ちが追いついてくるまで待つのも大切なことです．場合によっては，処方を見送るという選択肢もあることでしょう．

JCOPY 498-05734

▌副作用を説明する場面

　副作用を事前に説明しておくことは重要です．しかし，ネガティブなイメージだけを話すと，受け入れることが難しくなるでしょう．

A「医療用麻薬を使うと，約半数の患者さんに吐き気が起こります．あなたにどれくらいの副作用が起きるのかは予測できません」

B「約半数の患者さんは，医療用麻薬による吐き気に悩まされることはありません．あなたにどれくらいの副作用が起きるのかは予測ができません」

　どちらかというとBのように言われた方が，少し安心するのではないでしょうか．認知心理学などの領域で，frame（枠）づけをすることを framing（フレーミング）と言いますが，物事の見方を変えるのに役立ちます．この例では，Aが negative でBが positive な framing に相当します．緩和ケアの大家である森田達也先生もこのことを重視しています[3]．私たちがどのように説明するかによって，患者さんの受け取り方が違ってきます．

　実際は，この後に続けて，制吐剤を処方しておくことや，吐き気があっても一時的であることなども補足して説明することになると思います．また，便秘や眠気などの他の副作用に関しても対応策を伝えることで安心感を与えることはできます．

▌言葉は薬になる

　120年前の本にこんな文章を見つけました[4]．

　「いつか，医師が身体を治療し，癒やすのではなくて，心を癒し，それによって身体を癒すことを仕事にする時代が来るだろう.」

　絵空事かも知れません．しかし，どうでしょう．私たちは，病気を治せなくても心を癒すことはできるのではないでしょうか．自分の言葉の重さを深く理解し，患者さんに与える影響を考えれば，自ずから一つひとつの言葉はゆっくりで，丁寧で，そして優しくならざるを得ないはずです．

　言葉は薬になるのです．**言薬**こそ，私たちが処方し手渡せる最高の薬でしょう．

◆参考文献

1) Egbert LD, Battit GE, Welch CE, et al. Reduction of postoperative pain by encouragement and instruction of patients. A study of doctor-patient rapport. N Engl J Med. 1964; 270: 825-7.
2) Westendorp JE, Andrea WM, Stouthard JML, et al. Mind your words: oncologists' communication that potentially harms patients with advanced cancer: a survey on patient perspectives. Cancer. 2022; 128: 1133-40.
3) 森田達也. 緩和ケア・コミュニケーションのエビデンス ああいうとこういうはなぜ違うのか？ 東京: 医学書院; 2021.
4) ラルフ・ウォルドー・トライン. 人生の扉をひらく「万能の鍵」. 東京: サンマーク出版; 2005.

　最後までお読みいただきありがとうございます．20 年間で学んできたことを綴ってみました．自ら執筆した英文論文は数えるほどしかない私ですが，ずっとエビデンスと臨床の乖離を考え続けてきました．治験に携わらせていただいた経験などから，講演のご依頼をいただくことが多かったのですが，その都度考えていたことすべてを本書に記しました．振り返ってみれば，常に unlearn していた自分に気がつきました．

　本書は，がん疼痛治療を実践されている方にとって，何らかのヒントとしてお役に立てたでしょうか．また，がん疼痛治療にあまり興味がなかった方にとって，この領域の面白さと将来性を少しでもご理解いただけたのであれば幸いです．本書がなんらかの契機となって，一人でも多くの患者さんが幸せに過ごせることを願っています．

索　引

●著者紹介

大坂　巌
（おお さか　いわお）

社会医療法人石川記念会 HITO 病院
緩和ケア内科部長

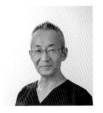

病棟・外来・在宅で，患者さんのニーズに合わせてタイムリーな
緩和ケアを提供している緩和医療専門医．コーチングを通して，
医療従事者の対話力をみがくという夢に向けて邁進している．四
国の真ん中で医療と生き方といのちを見つめ直している．

【略歴】
1987 年　筑波大学第二学群生物学類卒業
1989 年　筑波大学大学院環境科学研究科中退
1995 年　千葉大学医学部卒業，同放射線科入局
1997 年　沼津市立病院放射線科
2000 年　千葉大学医学部附属病院放射線科
2002 年　静岡県立静岡がんセンター緩和医療科
2018 年　現職

Facebook

がん疼痛治療 25 の秘訣　　　　　　　　　　　ⓒ
───────────────────────────────
発　　行　　2022 年 7 月 1 日　　1 版 1 刷

著　　者　　大坂　巌

発 行 者　　株式会社　中外医学社
　　　　　　代表取締役　青木　滋
　　　　　　〒 162-0805　東京都新宿区矢来町 62
　　　　　　電　　話　(03) 3268-2701 (代)
　　　　　　振替口座　00190-1-98814 番
───────────────────────────────
印刷・製本/三報社印刷 (株)　　　＜ MS・KN ＞
ISBN 978-4-498-05734-0　　　　　Printed in Japan